T0055198

Hipnosis

Hipnosis

Hope Parker

esenciales
ROBIN
BOOK

© 2017, Hope Parker

© 2017, Redbook Ediciones, s. l., Barcelona

Diseño de cubierta e interior: Regina Richling

ISBN: 978-84-9917-503-4

Depósito legal: B-23.849-2017

Impreso por Sagrafic, Plaza Urquinaona 14, 7º-3ª

08010 Barcelona

Impreso en España - *Printed in Spain*

Índice

Introducción

Todo lo que los humanos captan en su entorno por medio de los sentidos es sugestión. Gracias a ella, orientamos nuestros pensamientos, nuestros sentimientos, y en consecuencia también nuestras acciones.

Cuando el individuo alcanza la conciencia de sí mismo y de sus necesidades, o sea la aptitud para pensar, para formar y desarrollar dentro de sí las ideas y las imágenes, se dilata la sugestión y la capacidad de autosugestión. Esto es, la facultad de controlar uno mismo, de una manera consciente o inconsciente, dichas ideas e imágenes. Cuanta más experiencia acumula una persona, más posibilidades tiene de obedecer a las autosugestiones, que serán positivas o negativas en función de las experiencias acumuladas.

Las ideas y experiencias originadas en experiencias positivas, se admiten y asumen como cuestiones habituales. En cambio, las ideas procedentes de experiencias negativas suelen desencadenar temores y bloqueos que determinarán el comportamiento de la persona en el futuro y que, seguro, van a obstaculizar el desarrollo de su personalidad.

El terapeuta que aplica la hipnosis utiliza sus conocimientos en beneficio de sus pacientes. Hay que pensar que cualquier persona tiene un poder de sugestión más o menos acusado. Cuando una persona habla a un grupo, de una u otra manera está tratando de sugerir sus pensamientos, sus opiniones, sus convicciones y sus sentimientos. Cuanto más intensa, explícita y emotiva sea esa sugestión, mayor será su ascendencia sobre los demás.

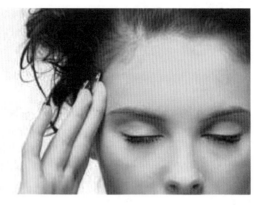

Si una persona dirige su atención hacia sí mismo, sucede que la persona se convierte en hipnotizado e hipnotizador, ya que es capaz de sugestionarse por la acción de sus propias ideas. De la mente surgen todos los sentimientos y las representaciones imaginadas. Todos los efectos de la sugestión, sean ya resultado de la hipnosis, de la autosugestión o de la sugestión ajena, no son más que el resultado de nuestra fe en las cosas. Nadie puede sugerir nada a otra persona si ésta se opone a la influencia. La sugestión sólo se desarrolla eficazmente cuando es aceptada. De ahí se deduce que cualquier persona puede sugestionarse a sí mismo, ser su propio hipnotizador.

La sugestión ajena, la que transmite un terapeuta especializado en hipnosis, suele ser más eficaz y de resultados apreciables. Y es que en un cierto estado de relajación, disminuye la sensibilidad a los estímulos del entorno, permitiendo a la persona que se concentre en todo aquello que se sugiere.

La hipnosis puede ser una terapia altamente efectiva que a menudo es directamente responsable de cambios importante en las pautas vitales de una persona. Este libro está pensado para satisfacer las necesidades de las personas que se quieren iniciar en el campo de la hipnosis, pero también puede ser muy útil para aquellos profesionales que utilizan o les gustaría utilizar la hipnosis en su práctica.

1. Evidencias históricas de la hipnosis

La primera prueba documental del conocimiento de la hipnosis procede de la civilización sumeria, ni más ni menos. Unos 4.000 años a.C.

Pues bien, aún con eso, su naturaleza no ha sido explicada de manera plausible. Y es que todavía suscita muchos prejuicios, rechazos y temores. La culpa quizá sea de esos espectáculos sensacionalistas que pululan en las televisiones y en los teatros de medio mundo donde un hipnotizador priva de su voluntad a un número determinado de espectadores.

De los primitivos chamanes a la Edad Media

La palabra «chamán» se asocia a términos como curandero o sanador.

El chamán es aquella persona que se supone tiene un poder sobrenatural que le permite contactar con espíritus, curar enfermedades, predecir el futuro o incidir sobre las cuestiones meteorológicas, entre otras cuestiones.

Cuando se preparaba para la curación, el chamán solía entregarse a determinadas prácticas que le permitían intensificar sus poderes de concentración. Horas antes de realizar su trabajo, evitaba el contacto con sustancias químicas o con alcohol para así sentirse fuertemente centrado, de manera que ninguna cuestión pudiera distraerle de su objetivo. Incluso podía llegar a aislarse en una cueva o en lo más profundo de un bosque. Era su particular «descenso» a un mundo inferior. A menudo, este viaje lo acompañaba de toques de tambor, cantos, bailes, una serie de actividades que tenían dos rasgos característicos: eran rítmicos y monótonos. La repetición y la continuidad permitían centrarse al chamán, singularizar el espíritu enfermo del paciente y visualizar la curación de la persona que debía sanar.

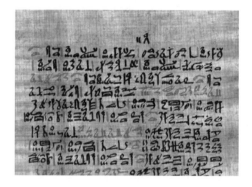

El documento escrito más antiguo que se conserva y donde se refiere elementos hipnóticos es el llamado Papiro de Ebers. Escrito en el año 1500 aC, describe cómo los adivinos egipcios empleaban la hipnosis de una manera similar a como se practica hoy en día.

La palabra «hipnosis» procede del griego: *hipno*, de Hypnos, la personificación del sueño, hijo de Érebo (el dios de la oscuridad y la sombra) y Nix (la diosa de la noche); y de *Sis*, que significa acción, proceso o resultado de… Por tanto, hipnosis sería un proceso o resultado irregular de adormecimiento. Los sacerdotes griegos practicaban técnicas hipnóticas con fines curativos en los llamados Templos del Sueño.

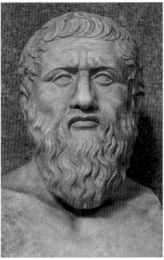

Los griegos solían utilizar la hipnosis para consultar a los oráculos. Tal idea ha llegado hasta nosotros en el legado que Platón dejó en sus escritos, donde pueden leerse innumerables referencias a la medicina psicosomática. Platón propone la sugestión como medio para obtener el orden, la armonía y el equilibrio. Por su parte, Aristóteles desarrolla la Retórica como modo de persuasión verbal capaz de producir cambios en el organismo, y la Poética como forma de tratamiento psicológico.

Platón era del parecer que la sugestión podía producir una armoniosa y justa ordenación de todos los elementos de la vida psíquica, esto es, las creencias, los sentimientos, los impulsos, los saberes, etc. Y esta armonía era condición previa para la máxima eficacia de cualquier terapia.

En el Templo de Asclepio se utilizaban métodos curativos de naturaleza ritual. Los pacientes se introducían en una especie de cueva por la que discurría un riachuelo. Allí, podían escuchar las voces de los dioses, que confirmaban su diagnóstico y sugerían un tratamiento.

En Europa Central se encuentran las primeras referencias a la hipnosis en los trabajos de Paracelso. Este alquimista, filósofo y teólogo pensaba que había una correspondencia oculta entre el macrocosmos que representaba el Universo con el microcosmos simbolizado por el hombre. Si esta relación de equilibrio se veía alterada, surgían las enfermedades. Por tanto, admitía como posibles causas de enfermedades las influencias astrales. Y al método curativo empleado le llamó por simpatía magnética.

Afirmaba también que las emociones fluctuantes de la psique originadas en la fantasía no sólo podían influir en nuestro cuerpo, sino que también podían hacerlo en otros.

Los pioneros de la hipnosis

La base teórica de la mayoría de los rituales hipnóticos se fundamentaba en la idea de que un espíritu vital, flujo o fluido magnético podía fluir de una persona a otra. Las técnicas incluían la imposición de manos, el enfoque de la atención, la utilización de cánticos y encantamientos, e incluso imanes para dirigir el flujo del espíritu vital.

Uno de los primeros en trabajar sobre estos aspectos fue el valenciano Juan Gilaberto Jofré. Nacido en 1350, ingresó en la orden de los mercedarios, lo que le dio la oportunidad de viajar por medio mundo. Así, consiguió familiarizarse con los métodos terapéuticos, caritativos, empleados por el Islam. Fundó un hospicio para enfermos mentales, donde propiciaba tratamiento médico hospitalizando a los ingresados.

Otro de ellos fue Johann Joseph Gassner, conocido como el maestro de la sugestión, que empleaba sus impactantes y teatrales técnicas hipnóticas para esparcir su fe y sus creencias religiosas. Gassner conseguía curaciones milagrosas y a la vez ejercía influencia sobre el espíritu del paciente, utilizando elementos de sugestión. Inducía al trance y trataba de seguir elementos básicos de la hipnosis instantánea. Empleaba la sugestión pura y dura, y fue de los primeros en aplicarla para conseguir estados de trance instantáneos.

En el siglo XVIII, un médico austriaco, Franz Anton Mesmer, identificó este antiguo fenómeno curativo y lo incorporó a una teoría de magnetismo animal. Mesmer creía que un «fluido cósmico» podía almacenarse en objetos inanimados y transferirse a los pacientes para curarles su enfermedad.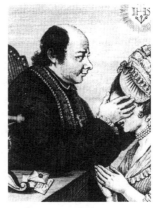

Franz Anton Mesmer

Estudió teología, filosofía, derecho y, por fin, obtuvo el título de doctor en medicina en Viena, en 1764, con una tesis sobre la influencia de los planetas en el cuerpo humano, que debiera calificarse más como una recopilación ocultista que como un estudio medico.

Ejerció la medicina en Viena, utilizando unos métodos que denominaba magnéticos y que se basaban en los fenómenos de sugestión. Según su doctrina del «magnetismo», cada organismo poseía un fluido magnético que podía ser transmitido a los demás. Acusado de impostor y rechazado por los representantes de la medicina vienesa, se instaló en París, ciudad donde consiguió sus mayores éxitos. Escribió numerosas obras, entre las que destacan *Memoria sobre el descubrimiento del magnetismo animal* (1779) y *Memorias de F.A. Mesmer.*

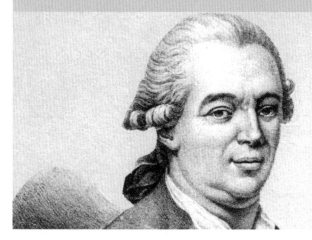

Los consultorios de Mesmer estaban débilmente iluminados y adornados con espejos: los pacientes sujetaban unas varillas de hierro que se suponían transmitían una especie de fuerza curativa. Mesmer creía que el flujo cósmico estimulado por esos magnetos era conducido a través del cuerpo de los pacientes. El flujo de energía de los pacientes quedaba así restablecido y, con ello, recuperaban su salud. Mesmer consideraba que a través de los magnetos podía conducirse una fuerza vital fluida que luego era transmitida a otros como una fuerza curativa.

Uno de sus discípulos fue el marqués de Puysegur. Creía que el llamado fluido cósmico no era magnético, sino eléctrico. Este fluido era generado en todas las cosas vivas, tanto en las plantas como en los animales.

Su clínica era una instalación al aire libre, donde los pacientes eran recibidos bajo un olmo que tenía un poder curativo innato, según Puysegur, y cuya fuerza recorría el tronco y las ramas. Al pie del árbol, los pacientes se conectaban entre sí mediante unas cuerdas y, a través de ellas, al árbol. Lo que hacía posible que el fluido circulase de una persona a otra y así pudieran curarse.

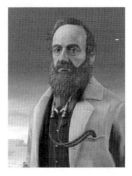

A mediados del siglo XIX, el médico londinense John Elliotson informó que había realizado cientos de operaciones quirúrgicas sin dolor y sin anestesia. Mientras tanto, en la India, James Esdaile realizaba importantes operaciones utilizando el «mesmerismo» como único anestésico, un proceso que condicionaba al paciente semanas previas a la intervención. Esdaile inducía un estado de trance a las personas que había de intervenir, ofreciéndoles sugestiones poshipnóticas para lograr entumecer la parte del cuerpo sobre la que había de intervenir. De esta manera era capaz de disociar a las personas de cualquier tipo de dolor. El paciente podía permanecer absolutamente lúcido durante este estado y también abstraerse del dolor, como si estuviese anestesiado por completo.

El mesmerismo

El mesmerismo es una doctrina que data del siglo XVIII y que se basa en la existencia de un éter invisible o fuerza universal que atraviesa los cuerpos de todos los individuos, fluyendo libremente y llenándonos de vitalidad.

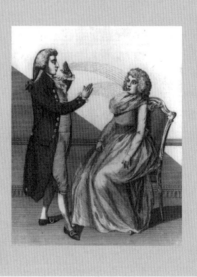

James Braid (1795-1860) creía que el mesmerismo era una especie de «sueño nervioso», por lo que acuñó la palabra hipnosis para definirlo. Braid demostró que los sujetos hipnotizados solían ser anormalmente susceptibles a impresiones sobre los sentidos, y que gran parte de su comportamiento se debía a sugestiones formuladas verbalmente.

Más tarde, Auguste Leibeault e Hippolyte Bernheim consideraron que la expectación era el factor más importante de la inducción a la hipnosis, y que la sugestión intensificada era su síntoma esencial y que el hipnotizador actuaba sobre el paciente a través de las influencias mentales.

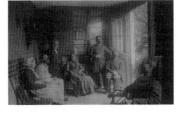

Quien visitó la clínica de estos dos médicos franceses y quedó maravillado por sus métodos fue Sigmund Freud. Cuando observó a los pacientes entrar en un estado hipnótico, empezó a reconocer la existencia del inconsciente. Freud fue el primero en reconocer el importante papel del inconsciente, aunque rechazó la idea de la hipnosis como una herramienta para desbloquear los recuerdos reprimidos, privilegiando sus técnicas de asociación libre e interpretación de los sueños.

A principios de la década de los cincuenta del pasado siglo la hipnosis experimentó un resurgimiento al encontrar los investigadores sus usos y eficacias como terapia. En la actualidad el estado de trance viene reconocido como una herramienta sumamente eficaz para modificar el comportamiento y la curación.

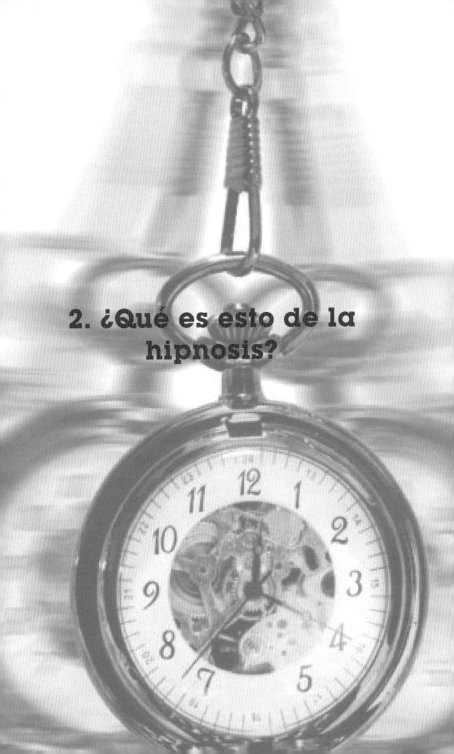

2. ¿Qué es esto de la hipnosis?

Quienes no han tenido una experiencia directa o no han recibido la suficiente formación suelen tener actitudes temerosas o de cierto escepticismo ante la hipnosis. Se cree que la persona hipnotizada es una persona inconsciente o narcotizada. Nada más alejado de la realidad. En ese estado, la conciencia y el subconsciente siempre siguen despiertos.

En pleno estado hipnótico, nadie puede sugerirle –ni mucho menos obligarle- a hacer nada que sea contrario a la estructura de su personalidad. Algunos pueden llegar a creer que se les puede obligar a revelar cuestiones que en plena consciencia no revelarían. Pero eso tampoco se consigue, porque la conciencia siempre sigue despierta. En todo momento, el hipnotizado sabe lo que dice y lo que hace. Cualquier cosa contraria a las ideas y valores éticos y morales de su personalidad queda completamente rechazada. Nadie admite sino aquellas sugerencias que normalmente le resultarían aceptables.

Otras personas dicen poseer una voluntad muy fuerte y que, por tanto, nadie puede hipnotizarlas. Pero suelen ser personas llenas de temores, bloqueos e inhibiciones. Lo que parece ser cierto es que las personas verdaderamente seguras suelen someterse con mayor facilidad a la hipnosis. En cualquier caso, la relación de confianza entre paciente y terapeuta es una condición importante para la hipnosis.

Una mente condicionada por sugestiones

La realidad, es decir, la manera en que uno se ve a sí mismo y a su entorno, tiene su origen en la mente. De lo que se deduce que toda la vida discurre en un estado de hipnosis más o menos profunda, puesto que reaccionamos a las múltiples sugestiones de todo lo que nos rodea, así como a los mandatos inconscientes de nuestras creencias y nuestras necesidades básicas.

Nuestro pensamiento está condicionado por sugestiones, artículos de fe y necesidades elementales. La vida diaria se valora a tenor de los dogmas y experiencias del pasado, lo que determina nuestras reacciones, pensamientos, sentimientos y actos.

La hipnosis tiende más al sueño y a la vigilia. Nuestro cerebro emite constantemente ondas cuya frecuencia se mide en hercios. Durante el sueño natural suelen medirse por debajo de los 8 hercios. Para hacernos una idea, durante el día y en plena actividad se pueden llegar a medir 13 hercios o más. Entre los 8 y los 12 hercios el cuerpo no se halla ni en sueño ni en vigilia: este es el estado que se busca durante la hipnosis. En estas condiciones, disminuye la actividad de todas las funciones corporales: el latido cardiaco puede llegar a reducirse a unas 40 pulsaciones por minuto, reduciéndose el consumo de oxígeno y disminuyendo la tensión sanguínea. Pero, mientras se reducen las funciones corporales, las espirituales se activan en la misma medida, de esta manera aumenta la receptividad para las sugestiones.

Cambios físicos durante la hipnosis

En el trance positivo actúa el sistema nervioso parasimpático, opuesto o complementario del simpático y que se ocupa de la función de restauración de funciones y del almacenamiento de los recursos necesarios en situaciones difíciles, son esperables los siguientes cambios fisiológicos:

- Relajación muscular.
- Con los ojos cerrados, parpadeos y movimientos oculares rápidos.
- Cambios en el ritmo respiratorio y del pulso.
- Relajación de la mandíbula inferior
- Catalepsia o inhibición de los movimientos voluntarios. Se olvida de su cuerpo.
- Incremento de la secreción lagrimal y salival.
- Reducción de la frecuencia cardiaca.
- Dilatación vascular, particularmente en el área visceral.
- Contracción de la pupila.
- Estimulación de la actividad digestiva.
- Aumento en el tono de los músculos bronquiales.
- Incremento en el tono y movimientos del tracto urinario.
- Incremento en la cantidad de glucógeno depositado en el hígado y en los músculos.
- Tendencia a una reducción en el número de glóbulos blancos con aumento de eosinófilos y linfocitos.
- Tendencia a la alcalosis.
- Cierto aumento en las secreciones de insulina, de las glándulas paratiroideas y timo.

Otro de los rasgos característicos del estado hipnótico es una maravillosa sensación de paz y distensión de todos los nervios y músculos. Es una sensación de bienestar debido a la desaparición de todos los factores irritantes. Sin embargo, algunas regiones del córtex cerebral siguen activas.

El subconsciente es el cuadro principal de control de los procesos psíquico-espirituales y también de todas las funciones vegetativas del organismo. Nunca descansa, así que, mientras el cuerpo duerme, él permanece en actividad y además se manifiesta a través de los sueños.

La alegría, la tristeza, la euforia, la depresión, la indiferencia, la agresividad… todas ellas pasan por el subconsciente, que es el almacén de las experiencias del pasado.

La hipnosis franquea pues, el camino directo al subconsciente. Mediante las apropiadas sugestiones, que siempre son admitidas salvo conflicto con nuestra manera de ser, podemos introducir correcciones en ese banco de memoria que es el subconsciente.

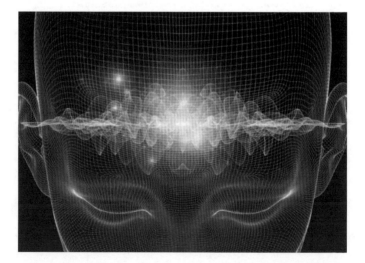

Los diferentes estados o frecuencia de onda

Nuestra mente funciona en cuatro estados o frecuencias de onda. Según la velocidad de ondas cerebrales, se clasifica cada estado. Estas frecuencias son medidas en hercios y las cifras se obtienen a través de un electrocardiograma.

- Estado beta: En el transcurso de nuestra vida cotidiana nos encontramos en el estado beta. Se relaciona con nuestra actitud de vigilia, cuando interactuamos con las personas y, naturalmente, nuestra comunicación es interpersonal. Tenemos plena consciencia y concedemos atención al entorno; por lo general, en el estado beta, sólo funciona un lado del cerebro. La frecuencia beta es de 15-40 hercios, más alta de 40 hercios indica que hay ansiedad, tensión, histeria, estrés, etc.
- Estado alfa: Es un sueño ligero. Está en relación con estados en los que nos sentimos relajados, aunque seguimos conscientes, atentos. Entramos en esta frecuencia cuando dirigimos nuestra atención a algún suceso que esté pasando: una conferencia, una película, un libro, etc. En alfa nuestro cerebro funciona en ciclos de 9 a 14 hercios, por lo cual es útil para absorber información; se considera el estado ideal para el aprendizaje.
- Estado theta: Es el de relajación profunda; la mente consciente es prácticamente apagada y la mente inconsciente florece. En esta frecuencia se promueve nuestra capacidad creativa, al facilitarnos la disposición para establecer novedosas relaciones entre nuestras ideas y conocimientos, a la vez que ge-

neramos nuevas creencias. La frecuencia de theta es de 5 a 8 hercios, y logra así que las sugestiones sean más efectivas al entrar de modo directo a la mente inconsciente.

- Estado delta: Es el sueño profundo. Es el estado en el que dormimos profundamente y no soñamos; esto, estimula los procesos corporales de recuperación, alivio y descanso. La frecuencia delta es de 1 a 4 hercios. En hipnosis muy profunda, es posible usar el estado delta para sustituir la anestesia en una operación médica.

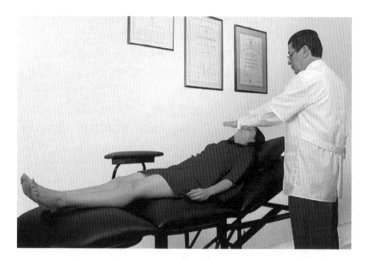

Hay grandes diferencias en las personas en cuanto a la profundidad de la hipnosis que pueden alcanzar. Algunas personas pueden alcanzar una hipnosis ligera, mientras que en otras es sumamente profunda. Este segundo caso queda muy limitado a la posibilidad de establecer la conexión entre la guía consciente y la memoria inconsciente de pensamientos y sentimientos. De todas maneras, el factor decisivo no es el grado de profundidad alcanzado en la hipnosis. Sí es indispensable, en cualquier caso, la constante repetición de sugestiones y la fe en su realización.

Beneficios y contraindicaciones de la hipnosis curativa

Algunos de los efectos y beneficios del control mental y la hipnosis curativa son:

- Mejora la calidad del sueño e induce niveles de descanso más profundo, regularizando el conjunto de las funciones fisiológicas.
- Proporciona una profunda relajación física, emocional y mental.
- Mejora la salud y estimula los procesos autocurativos.
- Incrementa la resistencia al estrés y a los desórdenes psicosomáticos.
- Erradica la dependencia de tranquilizantes, somníferos y drogas y para dejar de fumar.
- Purifica la mente. Disuelve las ideas negativas y elimina todo tipo de bloqueos, fobias, complejos, miedos, traumas, ansiedad, tensión mental, causantes de la mayor parte de las enfermedades.

- Aumenta la percepción, la atención y la concentración.
- Proporciona seguridad y confianza en uno mismo y en la relación con los demás.

Además, esta terapia resulta muy indicada en los siguientes casos:

- Autoestima y superación.
- Sobrepeso.
- Fobias, adicciones y ansiedades.
- Independencia y autocontrol.
- Disfunciones sexuales.
- Mejoramiento del rendimiento académico o escolar.
- Hiperactividad.
- Eliminar miedos e inseguridad.

Ya hemos visto que la terapia de la hipnosis tiene muchos puntos a favor. Pero en este proceso de cambio positivo del yo hay que tener en cuenta algunas precauciones o limitaciones. Hay afecciones o estados en los que las terapias se sugestión o de imaginación deben realizarse bajo la supervisión de un terapeuta cualificado, y no deben realizarse bajo la modalidad de la autohipnosis. Se deben tener en cuenta, pues, las siguientes contraindicaciones:

- La esquizofrenia y los estados análogos, las epilepsias, las psicosis endógenas y las de la tercera edad, las psicosis por traumatismo cerebral.
- También una tensión sanguínea baja, las personas con ciertas objeciones religiosas, la deficiencia intelectual, las personas con temperamento colérico o impulsivo, las reacciones histéricas o la falta de colaboración voluntaria en el tratamiento.

Contraindicaciones

La hipnosis curativa no es recomendable en alguno de los siguientes casos:

- **Esquizofrenia:** Se puede generar otro conflicto alucinatorio, desligado de la etiología original, es decir, se puede llegar a recrear otro núcleo patógeno.
- **Trastorno bipolar de la personalidad:** No se perciben avances ni retrocesos en los tratamientos.
- **Epilépticos:** Se puede generar convulsiones durante la praxis.
- **Problemas cardiacos.**
- **Menores de 12 años:** La hipnosis no es recomendable para menores de 12 años, ya que los vuelve muy sugestionables frente a personas mal intencionadas.

La autohipnosis

Los fundamentos de esta técnica son los mismos que los de la hipnosis. Es decir, se debe actuar como si se fuera a hipnotizar a otra persona, sólo que el sujeto que se debe someter a hipnosis es uno mismo.

Conforme uno mismo va sugestionándose, aparecerán sentimientos, ideas, fantasías, que acabarán por ejercer un efecto positivo en correspondencia con las sugestiones propuestas.

La hipnosis suele alterar la percepción del tiempo, de manera que puede suceder que, al final de una sesión, la persona puede llegar a pensar que ha pasado un corto periodo de tiempo cuando en realidad es posible que haya pasado más de una hora de reloj.

También puede suceder que se consiga llegar a la hipnosis profunda en un primer intento. Aunque esto es poco frecuente, ya que durante las primeras sesiones la persona se halla todavía pendiente de las sensaciones que está experimentando. Las tres o cuatro primeras veces es mejor situarse en la disposición de dejar que las cosas sucedan por sí solas.

Para llegar a ese estado hay que aprender a mirar un objeto fijamente, sin parpadear, y de tal manera que capte toda nuestra atención. Pero no se trata de hacer un esfuerzo de concentración sino de mirar un punto como el que no quiere la cosa. Hay que dejar que todo suceda por sí mismo. El punto que fija la atención puede ser un lugar en el techo o en cualquier lugar de la estancia: una lámpara, un cuadro, una vela encendida… También se puede cerrar los ojos y volver la mirada hacia un punto imaginario situado en el centro de la frente. Hay algunas personas que suelen depositar una moneda en la frente para ayudarse a centrar la atención.

Una vez en posición tumbado y fijando la mirada en un punto, comprobará que el objeto elegido empieza a perder nitidez, o que los párpados le pican, haciéndose más pesados. Estos se cierran poco a poco y deben permanecer así hasta el final de la sesión.

Se puede acompañar la sesión con una música relajante, que servirá como vehículo para profundizar en la hipnosis. Cada nota debe conducirle hacia un estado hipnótico de sosiego y distensión. También puede servir la respiración como vehículo para llegar al estado hipnótico. Cada vez que se exhala aire se debe imaginar el cuerpo entero, la mente y el espíritu tranquilos y relajados.

En cualquier sesión de hipnosis o de autohipnosis existe un recurso muy fácil que consiste en traducir mentalmente las sugestiones en forma de imágenes. La visualización de éstas profundiza la impresión originada por la idea y le añade tono emotivo y fantasía. Hay personas que evocan fotos fijas, bien sean en color o en blanco y negro. Hay que procurar la mayor plasticidad y realismo: verlas, sentirlas, tocarlas en la medida de lo posible.

Las cosas deben suceder por sí mismas, sin forzarlas. Toda concentración excesiva de la voluntad implica un fuerte gasto de energía psíquica dirigida, concentrada, que produce bloqueos que pueden dar al traste con nuestras intenciones.

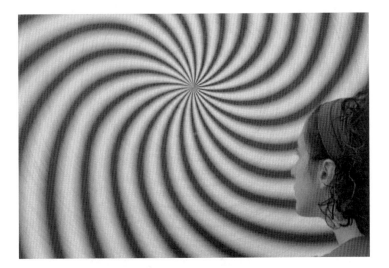

Las técnicas de la autohipnosis

La autohipnosis permite programar nuestro subconsciente mediante sugerencias o sugestiones que pueden ayudarnos a cambiar ciertos hábitos más fácilmente.

- El método de fijación: Consiste en fijar nuestra mirada en un punto por encima de los ojos, lo que provocará el desenfoque progresivo de nuestra mirada.
- El método de reflejo condicionado o ancla: Se trata de un método que requiere de una cierta práctica y de la ayuda de un profesional en las primeras tentativas. Esta persona nos sugerirá un código, una palabra, un gesto, una imagen, algo que luego, en la intimidad de la autohipnosis, se podrá utilizar.
- La visualización: Consiste en introducirnos en una escena de manera completa, reproduciendo cada acto con precisión, centrándonos en las imágenes. Esto nos llevará a un estado más profundo en que el podamos recrear las sensaciones y revivir así la experiencia.

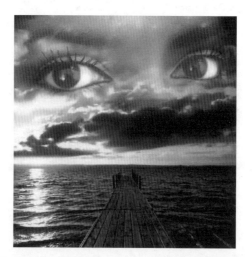

- El método respiratorio: Ciertas técnicas de hiperventilación nos pueden llevar a un estado de relajación, pero no es aconsejable su práctica en solitario.
- Método de Schulz o entrenamiento autógeno: Consiste en ir concentrándose en diferentes partes del cuerpo e ir relajándolas, empezando por los pies y hasta llegar a la cabeza.
- Método de Jacobson: Se trata de ir tensando y relajando secuencialmente los diferentes grupos musculares del cuerpo. Se empieza por una parte del cuerpo y se va tensando y relajando al mismo tiempo.
- Método de grabación: Consiste en utilizar una grabación previa en la que se hayan incorporado algunas sugestiones que nos pueden ayudar en el proceso de relajación.

Algunas de las sugestiones más habituales en autohipnosis

Todas las sugestiones que se mencionan a continuación pueden ser practicadas sin necesidad de recursos adicionales.

- Cerrar los ojos: Dirija los ojos abiertos y sin parpadear hacia arriba, hacia el centro de la frente, para notar cómo se inicia la pesadez de los párpados. A cada ciclo de la respiración pesan más y más. Sin parpadear, se deben volver los ojos hacia arriba, los párpados se tornarán más y más pesados, tanto que apenas se consigue entreabrirlos para mirar hacia arriba. La presión que pesa sobre los párpados es ahora tan intensa que sólo con un máximo esfuerzo se pueden conseguir mantener abiertos. A cada ciclo de la respiración los párpados pesan más y más, hasta que acaban por ceder y, sin esfuerzo, se van cerrando.

- Pesadez en el cuerpo: Con los ojos ya cerrados, la atención se dirige ahora al resto del cuerpo, empezando por los brazos. Primero el hombro se hace cada vez más y más pesado, como si un pesado plomo atenazara esa parte del cuerpo humano, hundiéndose cada vez más y más. Esta pesadez del hombro se transmite al brazo, al codo, luego al antebrazo, la muñeca, la mano y los dedos. Observe su respiración y notará cómo el brazo derecho, con cada respiración, se vuelve más y más pesado. Fije ahora su atención al lado izquierdo y repita la misma operación: un ficticio peso colocado sobre el hombro hacen que este se hunda más y más. La pesadez se propaga hacia el brazo, desde el hombro hasta los dedos de la mano. Luego hay que tener las mismas percepciones en la cadera derecha y trasladando esa pesadez al resto de la pierna: muslo, rodilla, tobillo y pie. Y hacer lo mismo con el costado izquierdo, observando al final que la respiración ayuda a que el cuerpo se vuelva más y más pesado. Por último, se debe fijar la atención en el tronco, que la respiración hace cada vez más y más pesado. En cambio, la cabeza se libra de esa pesadez y permanece fría, clara y despejada. En cualquier caso, la pesadez significa sosiego y distensión, que empiezan en el tronco y se transmiten luego a la mente, el espíritu y los pensamientos, que se tranquilizan más y más.

Consciente, subconsciente e inconsciente

- Consciente: es el lugar de llegada de los estímulos del mundo exterior, de las percepciones de todo tipo y las sensaciones corporales. También, a través de ciertos procedimientos —tales como la hipnosis y la sugestión—, es posible que ciertos contenidos del subconsciente y del inconsciente se hagan manifiestos en este estrato.

- Subconsciente: es el nivel al que se puede arribar mediante una concentración profunda. Estos conceptos, ideas, recuerdos, sensaciones, etc., no han sufrido la represión intensa del inconsciente: sólo se mantienen más escondidos respecto del consciente. Una de las funciones del subconsciente es controlar los deseos o las tendencias que podrían ser reprobables personal, familiar o socialmente.

- Inconsciente: es el depósito de los contenidos que se ocultan mediante la censura o la represión, ya sea porque son dolorosos o considerados prohibidos para el individuo. Sólo con una terapia intensa, o con un trance hipnótico profundo —no con la autohipnosis— es posible indagar en este nivel psíquico.

Consciente

Subconsciente

- Primer estadio de la sedación mental: Se trata de imaginar un cielo despejado y azul, en el que los pensamientos son como las nubes, que vagan por ellas. Visualice una de esas nubes que se va alejando, haciéndose más y más pequeña. Las siguientes nubes también van desapareciendo una por una, considerando cada nube la metáfora de los pensamientos que van desapareciendo.

- Segundo estadio de la sedación mental: Los pensamientos se tranquilizan cada vez más, son como la niebla de la mañana que se va disipando mientras va subiendo el sol de la mañana. La mente se va despejando progresivamente, sin que interfiera ningún tipo de pensamiento.

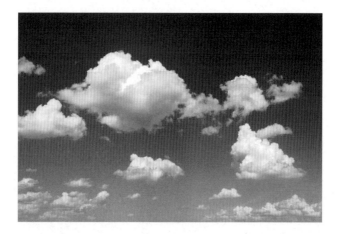

- Ligereza: Con los ojos cerrados imagine ahora que su hombro derecho se torna cada vez más y más ligero, que se van retirando aquellos pesos iniciales que nos habían servido para hacer que el cuerpo fuera más pesado. Si observa la respiración percibirá que se hace más fluida. Luego, trate de concentrarse en el hombro izquierdo, que también es cada vez más ligero, al igual que las extremidades inferiores. Cada vez que realiza una respiración completa, brazos y piernas se vuelven más ligeros, sucediéndole lo mismo al tronco, que parece flotar. La ligereza significa sosiego y la distensión se apodera de la mente y el espíritu, que se tranquilizan más y más.

- La cuenta atrás: Al contar de diez a uno el cuerpo se va relajando y entrando en el estado de hipnosis. Al llegar a uno la respiración debe ser más profunda, tranquila, que le llevará al estado de relajación esperado.

- La técnica del ascensor: Es una variante de la técnica anterior. Se trata de imaginar que está en un ascensor, en el piso décimo de una vivienda y, poco a poco, va descendiendo hasta la planta baja, llevando al cuerpo a un estado de agradable tranquilidad y distensión: nueve… ocho… siete… seis… cinco… cuatro… tres…dos…uno… Ahora, respire profundamente, con tranquilidad.

- Reafirmar la capacidad autohipnótica: Después de la profundización, imagine que el cuerpo es tan pesado que apenas puede moverse. Dirija su atención a cada uno de los brazos y piense en ellos como si fueran unas barras de plomo que apenas pueden moverse. Trate de moverlos y que ello sea un gran esfuerzo. Ello le servirá para aumentar la confianza en sí mismo para autohipnotizarse.

Salir de la hipnosis

Una de las fórmulas más habituales de un terapeuta para sacar a una persona del trance hipnótico es contar hasta tres. En la cuenta «uno» se le hace ver cómo va desapareciendo la pesadez, la cabeza se aligera, las ideas se hacen más claras y la respiración más despejada. En la cuenta «dos» el peso ha desaparecido, la cabeza está clara y la mente alerta. La persona, conforma va despertando, empieza a notar cierta frescura mental, lucidez y una cierta actividad. Se trata de un estado de bienestar indescriptible. Y, con el tercer paso, se empiezan amover los dedos de los pies y los dedos de la mano. Se mueven los antebrazos y se aprietan y relajan alternativamente los puños. Aparece la frescura mental, la lucidez y las ganas de vivir.

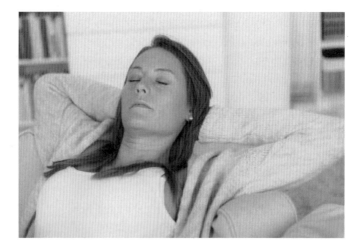

Cerrar los ojos

Durante la hipnosis los ojos se suelen mantener cerrados para evitar la distracción de los estímulos visuales externos y también para evitar que se resequen las córneas, con la consiguiente sensación de ardor.

El hipnotizado suele identificar la sugestión de abrir los ojos con el final del estado hipnótico. Pueden darse situaciones en que sea más conveniente mantenerlos abiertos durante la hipnosis, con el normal parpadeo para humedecerlos. Se puede dar en situaciones como cuando queremos estudiar bajo el efecto de la hipnosis, o realizar actividades que no sean peligrosas y que requieran la atención a un problema o un trabajo concreto, como dibujar o escribir.

3. La inducción hipnótica

La hipnosis consiste básicamente en que el sujeto siga las sugestiones que hace el hipnotizador. Consiste en una serie de sugestiones que llevan a las personas a relajarse y a centrarse en sus propias experiencias internas, esto es, sus pensamientos, sentimientos, sensaciones y emociones.

El vehículo real para el cambio es la inducción, que produce el estado hipnótico. Hay varias clases de inducciones, que varían según el enfoque, la duración y el tono. Eso sí, en cualquier caso, las inducciones pueden ser dominantes o permisivas. En cualquier caso, todas ellas deben originar los siguientes resultados:

- Relajación de cuerpo y de mente.
- Ser un centro de atención limitado.
- Una conciencia reducida del ambiente externo y de las preocupaciones cotidianas.
- Una mayor conciencia interna de las sensaciones.
- El estado de trance.

Estilos de inducción

El sistema inductivo se basa en la tendencia de la conciencia humana a mecanizar los actos una vez cree conocer una determinada secuencia de acontecimientos. Y, en el trance formal, el terapeuta:

- Desarrolla su sensibilidad a los cambios de estado del paciente y los utiliza para formular de forma convincente la experiencia del paciente al servicio del resultado terapéutico deseado.
- Utiliza un lenguaje preciso y consistente para apoyar los resultados terapéuticos que busca el paciente.
- Reconoce y permite un espacio para que el paciente pueda interpretar de forma espontánea los cambios de estado que está experimentando y que le pueden permitir entender algo más su problema.

La inducción por fijación

Se trata de atraer la atención hasta un punto de interés, como puede ser un péndulo, un punto en la pared, una vela encendida, etc. Al centrar la atención en un punto concreto, la atención se desvía desde las visiones y sonidos externos directamente hacia el objeto. Este tipo de inducción puede tardar un cierto tiempo en producirse, dependiendo de la capacidad de sugestión de la persona.

La persona debe colocarse en una posición cómoda y centrar su atención en el punto previamente determinado. Mientras observa el objeto en cuestión, los ojos se vuelven cada vez más y más pesados, hasta el punto de llegar a cerrarse.

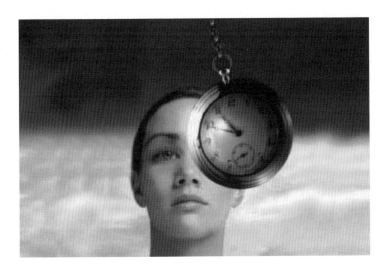

La inducción rápida

Es una modalidad de hipnosis en la que se logra inducir a una persona en escasos segundos. Esta técnica consigue resultados espectaculares y bastante inquietantes. Se recomienda en aquellos casos en los que el tiempo es un factor que juega en contra del proceso, como cuando los sujetos tienen dificultades de concentración y es necesario actuar rápido para evitar que se distraigan.

La inducción rápida se asocia más con la teatralidad que con la hipnosis. El hipnotizador utiliza la inducción rápida con los sujetos sumamente sensibles.

La inducción indirecta

Es un tipo de inducción que se comunica a través del uso de analogías o de metáforas. Se trata de una técnica que se suele emplear con aquellos individuos con los que no suelen funcionar los otros tipos de inducción. La persona que recibe este tipo de inducción no sabe en realidad que la está recibiendo, y ese es su gran valor añadido.

La inducción por relajación

Se trata de relajar de forma sistemática cada músculo del cuerpo. Esta relajación puede empezar por la coronilla y continuar hacia abajo, o bien empezar en los dedos de los pies hasta llegar a la cabeza.

Se empieza con una respiración profunda, luego se invita a la persona a cerrar los ojos y se le invita a relajarse.

La inducción de relajación progresiva

Es un tipo de inducción pensada para aquellas personas a las que les cuesta relajarse. Se emplea en el área del manejo del estrés e incorpora la relajación física y mental.

Este método permite reconocer la unión íntima entre tensión muscular y estado mental tenso, mostrando cómo liberar uno y otro. El resultado es que todo el cuerpo percibe una mejoría, una sensación especialmente grata tras el entrenamiento y la práctica continuada. Al ser progresiva, se van alcanzando estados de dominio y relajación de forma gradual, cada vez más intensos, más eficaces.

Primero suele fijar su objetivo en el cuello tenso, luego los hombros, la región lumbar, y así sucesivamente.

Gracias a este método se logra disminuir los estados de ansiedad generalizados, relajar la tensión muscular y facilitar la conciliación del sueño. Este método tiene tres fases:

- La primera fase se denomina de tensión-relajación. Se trata de tensionar y luego de relajar diferentes grupos de músculos en todo su cuerpo, con el fin de que aprenda a reconocer la diferencia que existe entre un estado de tensión muscular y otro de relajación muscular. Esto permite el logro de un estado de relajación muscular que progresivamente se generaliza a todo su cuerpo. Se debe tensionar varios segundos y relajar lentamente.

- La segunda fase consiste en revisar mentalmente los grupos de músculos, comprobando que se han relajado al máximo.

- La tercera fase se denomina relajación mental. En la cual se debe pensar en una escena agradable y positiva posible o en mantener la mente en blanco, se trata de relajar la mente a la vez que continúa relajando todo su cuerpo. Es importante que cada músculo del cuerpo sea tensado y relajado tres veces.

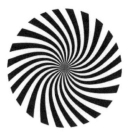

Características de la inducción

Cuando se sugieren cosas al inconsciente del sujeto (con la exclusión de su mente consciente), es contraproducente ofrecer sugestiones que sean complejas lingüísticamente, equívocas y/o ambiguas porque su mente consciente deberá estar continuamente activa para procesarlas, lo que hará difícil, si no imposible, la hipnosis.

El lenguaje

El lenguaje está diseñado para comunicar opiniones, pensamientos y sentimientos. Y es una herramienta muy útil en este reino de la imaginación en el que tratamos de adentrarnos.

Varios son los componentes que forman parte del lenguaje de la inducción:

- Los sinónimos: Se utilizan como refuerzo cuando se describe el estado deseado. Sirven para reforzar las sugestiones. Para profundizar en el estado de relajación se le comunica a la persona que debe relajar cada músculo, que debe estar sereno, tranquilo, cómodo…

- Las sugestiones que se repiten, realzando la comprensión y asegurando la retención: «Usted debe relajarse sintiendo el calor en cada músculo, percibiendo que fluye a través de todo su cuerpo».

- Las palabras conectoras funcionan como conexiones en los textos, uniendo unas ideas con otras. Tienen dos funciones: mantener un flujo continuo para que el monólogo no sea interrumpido y preceder a una orden. Es decir: «Relaje todos los músculos y respire profundamente, y sienta el calor que fluye por todo su cuerpo».

- Las locuciones temporales y los adverbios de tiempo sirven para realzar y enfatizar. Pueden indicar el momento en que una sugestión se inicia o bien finaliza: «Ahora libere la tensión», o bien: «En unos instantes experimentará una relajación total».

La voz

Hay oradores cuya voz puede inducir al trance sin esfuerzo alguno. Quizá sea su tono, su volumen o la falta de inflexión lo que las hace sumamente hipnóticas.

La voz que se utilice en la inducción es muy importante para el conjunto de la experiencia hipnótica. Puede ser enérgica o imperativa, sedante o melódica. Lo importante es saber modular la voz y convertirla en un excelente instrumento. Para conseguir una voz hipnótica hay que seguir cuatro grandes preceptos:

- La respiración: Se trata de un mecanismo automático pero del que hay que estar muy pendientes de la cantidad de aire que penetre en los pulmones. Para tener una buena respiración es fundamental aumentar la capacidad pulmonar y olvidarse de la respiración superficial que tan a menudo practica la gente en su quehacer diario.

- La postura: Es importante facilitar siempre el trabajo de las cuerdas vocales, para hacer que la fuerza y el aire puedan hacerlas vibrar sin obstáculo alguno. Así pues, siéntese con la espalda bien recta, será la manera más fácil de conseguir que la voz suene diferente y durante más tiempo.

- La relajación: Si el cuerpo está cansado o tenso, se resiente. Un músculo tenso requiere energía para mantenerse así, por lo que, al estar contraído y con tensiones, repercutirá en la voz.

- La proyección de la voz armónica: Al proyectar la voz, se puede llegar con su sonido mucho más lejos sin tener que subir el volumen.

La voz que induce a la hipnosis puede ser de dos tipos: la monótona y la rítmica. La primera permite que se capte la atención y que no haya nada que la distraiga. Una voz monótona carece de variedad de tono o de volumen, sonando como un zumbido monótono. La voz rítmica es la que se dice que sirve para mecer hasta llegar al trance. Es la voz que establece una pauta rítmica que proporciona confort y sedación.

Con eso, existen otros elementos que son también muy importantes y que también resultan muy útiles para la inducción. Son los siguientes:

- En muchos casos se emplea la deformación de las palabras para enfatizar o reforzar una idea. Es un tipo de inducción que resulta particularmente útil en los casos de relajación progresiva. Por ejemplo: «Siente como se relajaaaa el cuerpo».

- El tono elevado cambia todo el nivel de voz. Un tono elevado que penetra en el estado relajado de la mente se emplea para hacer una sugestión. El tono permite poner énfasis en las sugestiones posthipnóticas.

- El ritmo ininterrumpido se establece mediante el uso de palabras conectivas. El flujo continuo de palabras establece un ritmo que conduce al trance e impide toda distracción.

- La pausa muda se emplea con el objetivo de dejar tiempo para responder a una sugestión o una orden. Es importante, pues, dejar el tiempo necesario para obtener una respuesta. Gracias a estas pausas, la persona sometida a inducción no se sentirá ansiosa o apremiada.

Técnicas hipnóticas

El empleo de la hipnosis mediante sugestiones específicas para el dolor es beneficioso porque, además de favorecer el control del dolor, se ha comprobado que aporta ventajas añadidas. Para el proceso de inducción se suelen emplear dos técnicas fundamentales: la técnica autoritaria y la técnica permisiva. Cada una tiene sus características específicas, siendo más o menos favorables en situaciones diferentes y con sujetos diferentes.

La técnica autoritaria

Su propósito es establecer el control sobre el individuo y modificar el comportamiento mediante el uso de órdenes repetitivas. Es un enfoque que, sobre todo, se empleó en los primeros experimentos, porque los hipnotizadores pensaban que la autoridad les daba una probabilidad de éxito mayor. De esta manera, la persona bajo trance hipnótico tiene una mayor confianza en el poder de la inducción. En la vida diaria, las personas que se someten fácilmente a esta técnica son aquellas que respetan el principio de autoridad en el trabajo o en cualquier otro ámbito. En cambio, a las personas imaginativas o creativas les cuesta mucho más someterse a esta técnica.

No suele emplearse en dinámicas de grupo, al contrario, se suelen utilizar en sesiones individuales.

Los síntomas que pueden tratarse con esta técnica están relacionados con las emociones reprimidas, llevando al individuo hacia atrás en el tiempo para que sea capaz de ver el problema, entenderlo y liberarse de tal yugo. Si una figura de autoridad causó el problema, se supone que otra figura de autoridad será capaz de liberarlo de él. Al emplear esta técnica se le hace asumir la responsabilidad y se elimina el comportamiento dependiente. Para llegar a este punto se trata de aumentarle la confianza en sí mismo y reprogramando el comportamiento dependiente.

La técnica permisiva

Consiste en que el hipnotizador se asegura la voluntad de cooperación de la mente del inconsciente y de su aceptación para los cambios. En este caso, hipnotizador e individuo que se someten a hipnosis son partes iguales en el proceso.

Todo el mundo puede llegar a ser hipnotizado mediante las técnicas de hipnosis permisiva, pero nadie puede llegar a esta situación en contra de su voluntad. Cuanta más fantasía se utilice para realizar las sugestiones, mayor será la responsabilidad que se confiere al individuo.

Las personas que se someten bien a esta técnica suelen ser imaginativas y creativas. El éxito está asegurado en aquellos que suelen fijarse objetivos, que quieren tener éxito en la vida o que desean mejorar sus condiciones laborales a través de su propio comportamiento.

Un suceso desencadenante

Cuando se empieza a dominar la técnica de la autohipnosis es preciso encontrar un suceso desencadenante que le haga llegar a un estado hipnótico en cuestión de segundos. Este factor puede ser una determinada postura de los dedos, un movimiento, un pensamiento e incluso una combinación numérica. O bien se puede respirar hondo tres veces seguidas, acompañado de la idea «ahora voy a entrar en trance».

Una vez elegido este desencadenante –también conocido como «la llave del subconsciente»- se habrá de utilizar siempre el mismo, de manera que arraigue en el subconsciente. Esto facilitará su aceptación y funcionará de manera infalible.

La misma llave podrá servirle al individuo para muchas otras cuestiones en la vida, siempre que sea cuestión de desear, procurar o conseguir algo, dentro de nuestras posibilidades y capacidad.

Cómo se realiza una inducción

Empiece con una respiración profunda, cerrando los ojos y tratando de relajar cada músculo de su cuerpo.

Cuando empiece a centrar la atención en la respiración y en sus sensaciones internas, la conciencia del entorno externo disminuirá. Al respirar profundamente se es más consciente de las sensaciones internas. Entonces lleve a su cuerpo a la relajación. Como consecuencia de ello, el pulso se desacelera, la respiración se hace más serena y la persona dirige su atención hacia las sugestiones que se le hacen.

Deje que los músculos del rostro se relajen, en especial los de la mandíbula. Mientras se concentra en relajar cada músculo del cuerpo, la mente también se relajará. Experimentará una mayor conciencia de las funciones internas de su organismo y los sentidos intensificarán su receptividad.

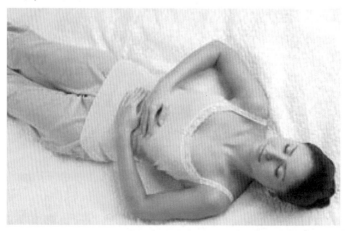

Sienta ahora en sus hombros un gran peso. La tensión en esta zona se aliviará cuando trate de quitarle el peso que metafóricamente le atenaza. Luego sucederá lo mismo en las extremidades, y la pesadez dará paso a un segundo estadio en que se notarán más y más livianas.

Respire profundamente, cierre los ojos y relájese. Empiece a tener esa sensación desde la coronilla hasta la punta de los dedos de los pies. Comience a advertir lo confortable de su cuerpo. Aspire y espire, y observe su respiración. Sea consciente de los sonidos normales que hay a su alrededor. Cuando espire, libere toda la tensión, cualquier tipo de estrés que atenace su cuerpo, su mente o su pensamiento. Deje que sus músculos se relajen, empezando por los del rostro, los de la mandíbula. Este es el lugar donde se acumulan la tensión y el estrés, sienta la relajación en sus sienes. Trate de vagar en un nivel más profundo de relajación total. Deje que los músculos de la frente se relajen, descanse sus ojos: sus párpados se vuelven cada vez más y más pesados. Los hombros se van liberando de un peso que resultaba cada vez más insoportable, volviéndose ligeros, livianos. Relaje los músculos de la parte posterior del cuello, y sienta que esa relajación baja por su espalda y desciende hasta la región lumbar. La relajación es total ahora. Todos los músculos, desde los mismos hombros hasta llegar a los dedos, se van relajando. Los brazos se sienten muy pesados, confortables, relajados. Quizá experimente un cierto hormigueo en los dedos, o quizá sienta calor en la palma de las manos. O tal vez sienta que no puede levantar los brazos, de lo pesados que los siente. Relaje los músculos del pecho, relaje el estómago y siga con los músculos de las piernas. Observe lo confortable que es su cuerpo, vagando y flotando, profundamente relajado. Imagine ahora una escalera que le debe conducir a un lugar mágico, soñado. Con pasos seguros, empiece a descender sus escalones, poco a poco. Puede ser el mar, un río apacible, un lugar en la montaña o en un verde valle, allí donde pueda sentirse más cómodo. Inicie una cuenta regresiva desde diez hasta uno e imagine que emprende el descenso de esas escaleras. A cada paso que da su cuerpo se relaja más y más. Sienta el lugar apacible soñado por usted. Y sienta esa sensación de paz. Disfrute de las sensaciones positivas y manténgalas con usted aun después de que la sesión haya terminado. Deje que esas sensaciones se hagan cada vez más y más intensas, sintiéndose sereno.

El lugar escogido ha de ser único para la persona y para su experiencia. Puede ser un lugar real o bien imaginado. La persona puede pensar que está sentada sobre una gran nube azul, frente al mar abierto, en una hamaca en plena naturaleza… en cualquier caso el lugar escogido debe producir una sensación positiva de cara a obtener una receptividad adecuada a las sugestiones que se pretenden.

Al terminar la inducción, debe sugerirse siempre una sensación de bienestar para evitar un regreso abrupto. Así, la persona se puede sentirse plenamente relajada y, lo que es más importante, renovada.

La sugestión eficaz

La sugestión es un estado psíquico provocado en el cual el individuo experimenta las sensaciones e ideas que le son sugeridas y deja de experimentar las que se le indica que no sienta. Por esta razón se comenzó a utilizar como tratamiento terapéutico.

La hipnosis supone esencialmente una situación donde a través de una serie de procedimientos (sugestivos) el terapeuta sugiere al paciente que experimente diversos cambios a nivel sensorial, perceptual, cognitivo y de control sobre la conducta motora directamente observable.

Las técnicas de inducción facilitan una serie de cambios en las características de los individuos que los predisponen a una mayor receptividad a las sugestiones, favoreciendo:

❏ Las expectativas de éxito sobre el proceso hipnótico.

❏ Actitud no crítica hacia del contenido de las sugestiones.

❏ Motivación dirigida a los objetivos planteados.

❏ La adopción del rol de sujeto hipnotizado, que esencialmente implica «dejarse llevar por las instrucciones del terapeuta».

❏ Creencia en y conformidad con el proceso hipnótico.

❏ Aumento de la sugestionabilidad.

❏ Focalización de la atención en el contenido del mensaje estimular, desatendiendo a los estímulos no relevantes al mismo.

❑ Mayor realismo y viveza en la imaginación.

❑ Mayor implicación emocional en el contenido de las sugestiones.

❑ Aumento de las sensaciones subjetivas de relajación.

❑ Mayor sensación de la automaticidad del comportamiento: involuntariedad.

Pautas que deben seguir las sugestiones

Las sugestiones deben ser simples y concisas. Las órdenes deben entenderse con rapidez, por lo que han de ser expuestas con suma claridad. Una sugestión directa no debe ser un monólogo prolongado. Muchas personas responden mejor a las sugestiones directas que no a las imágenes.

La repetición es importante porque ayuda a reforzar y retener la sugestión. Al repetirla numerosas veces, la sugestión se vuelve instintiva, y puede obrar con rapidez y sin dificultad.

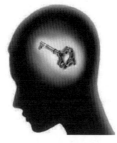

Sugestiones eficaces

Existen una serie de pautas que pueden ayudarle en sus propias sugestiones. En resumen son:

• Trate de que sean simples y concisas.

• Repita las sugestiones.

• Trate de que sean creíbles y deseables.

• Cree un marco temporal para las sugestiones.

• Asegúrese que pueden interpretarse literalmente.

• Utilice siempre palabras positivas, no negativas ni discordantes.

• Evite las sugestiones de relajación que sean generadoras de pensamientos.

• Selecciones imágenes apropiadas para intensificar las sugestiones directas y posthipnóticas.

• Elimine las sugestiones no deseadas.

Las sugestiones deben ser creíbles y deseables. Esto es, se debe pensar en el cambio como algo factible, de manera que no sea rechazado de antemano.

Además, cualquier modificación del comportamiento debe darse dentro de unos parámetros de tiempo razonables. Es importante especificar un marco temporal para actividades tales como estudiar, actividades deportivas concretas o el trabajo en un producto creativo.

La sugestión literal no tiene que ser evidente para provocar una respuesta no deseada. Si alguna sugestión es perjudicial personalmente o entra en conflicto con el código moral de una persona, no debe ser seguida.

Las sugestiones deben limitarse a una problemática cada vez. Si se tratan de lograr muchos cambios al mismo tiempo o reprogramar varias áreas de la vida de repente, se conseguirá el efecto contrario: disuadir el efecto que pueda tener cualquier sugestión. Por ejemplo, no debe tratar de dejar de fumar y perder peso al mismo tiempo. O no trate la agarofobia y el insomnio de una tacada. No hay que convertir la hipnoterapia en algo que opera milagros.

Cualquier objetivo debe descomponerse en una serie de pasos sucesivos para que puedan ser objetivos alcanzables. Es preciso analizar el problema principal y el objetivo final e introducir una modificación secundaria dentro del área problemática. Al desarrollar una sugestión, esta debe ser mesurada. De esta manera los resultados serán exitosos y, sin duda, gratificantes.

Los enunciados deben ser positivos, simples, breves y directos. El subconsciente reacciona de acuerdo con afirmaciones positivas, tales como: «yo puedo», «yo soy» o «yo deseo». Las palabras contraproducentes como las negativas son discordantes, evocan imágenes desagradables o enturbian el propósito de las sugestiones.

En las fases iniciales de inducción, cuando tan importante es sentirse relajado, debe evitar que las sugestiones sean generales, con el fin de evitar respuestas que generen pensamientos.

Asimismo, debe tratar de utilizar palabras o frases clave para enfatizar las sugestiones. En las sugestiones posthipnóticas, las claves resultarán especialmente útiles si el objetivo final es el control de un hábito. Una palabra sugerida durante una sesión de inducción puede mantener controlada la presión sanguínea ante ataques frecuentes de estrés y ansiedad.

En una sugestión indirecta, puede emplearse una palabra clave para recordar una emoción, una época y un lugar específicos. La palabra actúa como el impulsor de una respuesta que le puede llevar de regreso al pasado para volver a experimentar ciertas emociones.

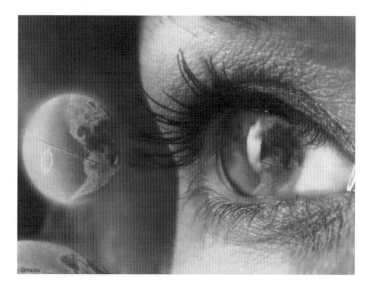

De la misma manera, las imágenes pueden servir como una estructura de apoyo para lograr el objetivo principal. Los atletas, los músicos, suelen emplear imágenes para visualizar el trabajo que han de realizar. Un atleta visualiza la carrera que ha de realizar, cada curva, el trazado mejor para lograr su objetivo. Un músico suele visualizar el concierto que ha de realizar ante el público, cada nota de su partitura. Cuando se imagina vívidamente alcanzando objetivos o mejorando diversas áreas de la vida, se activan ciertas actividades cerebrales que le pueden ayudar positivamente. Cuanto más vívida y clara sea una imagen más eficaz será. Más aun todavía si se incorporan a ella todos los sentidos: olfato, tacto, gusto, vista y oído.

Las sugestiones no deseadas deben ser eliminadas en el acto. Pueden servir, en un momento determinado, para enfatizar ciertas imágenes, pero no para lograr los objetivos deseados.

Imaginación, motivación y expectativa

Hay un componente clave de extraordinaria importancia sin el cual es imposible una buena comunicación hipnótica: es la fe. Se debe tener fe para que el proceso funcione. Con la fe operan también la imaginación, la motivación y la expectativa. Cuando una actividad es imaginada de manera intensa, el cuerpo reacciona del mismo modo que la si la actividad se estuviera realizando realmente. Las neuronas trabajan con la misma pauta y se producen contracciones en los músculos implicados en la actividad imaginada.

Lo primero que hay que hacer es determinar con precisión aquello que se quiere lograr. Luego, imaginar la tarea, ejecutarla con habilidad, entregándose a la actividad con éxito.

Cuando un ensayo así se produce de manera regular, se traduce en la producción de energía física y mental suficiente para incrementar la motivación.

Y la expectativa se produce cuando el subconsciente está completamente convencido que es capaz de alcanzar su objetivo.

Cuando utilice imágenes guiadas debe seguir los siguientes principios.

- Si está usando un lugar asociado a una experiencia del pasado, debe asegurarse que no asocia a él ningún sentimiento negativo.
- Cuanto más intensamente pueda imaginar la escena, más éxito tendrá en la sugestión.
- Los componentes más importantes de la escena son la quietud y la soledad.
- Es preciso estar dentro de la escena, experimentándolo todo de primera mano. No hay que mantenerse a distancia en ningún momento.
- Cuando haya experimentado la sugestión, salga de la escena y regrese a la conciencia plena.

4. Aplicaciones prácticas de la hipnosis

La hipnosis tiene una amplia gama de aplicaciones. Tanto en medicina como en psicología, pueden haber diferentes usos terapéuticos, aunque las áreas más habituales de la hipnoterapia son el dolor, la ansiedad, los trastornos psico-fisiológicos y también el tabaquismo o la obesidad.

Cuando se emplea suele formar parte de un paquete de tratamiento en el que se combina con otros procedimientos. Por otro lado, la hipnosis no es una panacea, sino que resulta una técnica muy útil con sus lógicas limitaciones.

Perder peso

El método natural para perder peso es la alimentación racional. Y con ello se garantiza también la salud, claro está.

Las personas obesas suelen tener el estómago dilatado, por lo que suelen tener permanentemente una cierta sensación de reponer lo ya digerido. Pero cuando se consigue una disminución del peso, también se va atenuando esa sensación de hambre.

También sucede que muchas personas mantienen ciertos conflictos interiores, en forma de depresión, por la causa que sea, que les lleva a estar comiendo a todas las horas del día.

Cuando las personas se enfrentan a un régimen para adelgazar, el organismo se pone en un estado de alarma general. El cuerpo suele movilizar las reservas de energía de disposición inmediata, que suele ser el azúcar acumulado entre el hígado y los músculos. Estas reservas suelen estar asociadas con los depósitos de agua, de ahí que, durante los primeros días del régimen, se aprecie un éxito notable. Una vea agotadas las reservas, suelen intervenir las células del tejido adiposo mientras el cuerpo reduce la actividad del metabolismo procurando consumir el mínimo posible de energía. A las tres semanas, más o menos, el organismo se ha adaptado a ese programa: en algunos regímenes el metabolismo basal, es decir, la energía que precisa el cuerpo en estado e reposo para cubrir los mínimos de la actividad funcional, disminuye hasta un 20%. A partir de ahí comienza la batalla entre el cerebro y el cuerpo, que se disputan las reservas de grasas, azúcares y proteínas.

Si el cerebro resiste la sensación de hambre, continuará reduciendo las reservas de grasa. El organismo que se habitúa a una dieta mínima suele almacenar de nuevo en sus células adiposas todo el sobrante, esto es, la diferencia entre las cantidades del régimen y la que antes considerábamos como comida normal. Al final el régimen, y en un tiempo mínimo, el cuerpo puede acumular más grasas y quedar más flácido que antes del régimen. En la práctica de una dieta, lo principal ha de ser la supresión casi total de grasas.

Lo ideal es una combinación de alimentación racional y de ejercicio: es la fórmula idónea para reducir peso y mantenerse después, porque el movimiento fomenta la irrigación de la musculatura y mejora la relación músculo/tejido adiposo a favor del músculo.

Los mejores ejercicios

Si lo que se pretende es adelgazar, los ejercicios más recomendados son los aeróbicos, ya que al realizarse con una cierta intensidad, tienden a quemar más calorías.

- Aeróbicos: Es uno de los ejercicios para adelgazar favoritos de las mujeres. Esta rutina ayuda a fortalecer principalmente las piernas, caderas y glúteos.

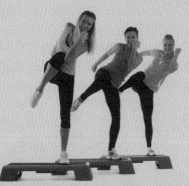

- Natación: Este deporte es excelente para perder peso, ya que se trabajan todos los músculos del cuerpo. La pérdida de peso depende de la velocidad con que se realiza la rutina.

- Bicicleta: Es un excelente ejercicio cardiovascular, en función de la resistencia y la velocidad es la pérdida de peso. Se recomienda hacer recorridos de 30 minutos.

- Saltar la cuerda: Es uno de los ejercicios para perder peso más simples, pero más eficaz que se puedan realizar para quemar calorías. Es la actividad física que quema más grasa. Es ideal para aumentar la resistencia y el rendimiento en prácticamente cualquier tipo de deporte como el tenis, baloncesto, futbol, esquí y voleibol.

> • **Correr: Es de los mejores deportes para bajar de peso, sólo requiere de un buen par de zapatillas deportivas y mucha actitud para realizar tu recorrido. Para notar resultados más rápidos se recomiendan sesiones de mínimo 30 minutos.**

Motivos que engordan

Sólo existen unas pocas causas importantes por las que las personas pueden comer en exceso. Pero cualquiera que sea, le puede provocar molestias físicas, emocionales o sociales.

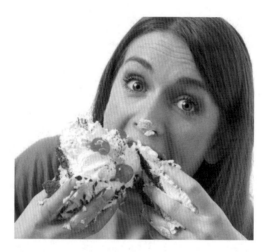

- Comer con el fin de entretenerse o gratificarse por algo. Hay personas que han crecido con la idea de la comida como recompensa por alguno de los logros que hayan conseguido. Obtener una galleta al recoger los juguetes o al dar las «gracias» por algo, al recoger la mesa o hacer los deberes…Son personas que, cuando van al cine, no saben estar sin su bolsa enorme de palomitas, su bebida azucarada y sus caramelos…Al llegara a adultos, cualquier ocasión es buena para llegar a algo mediante una comida. Lo importante de todo ello son los hábitos adquiridos y que, seguro, se pueden cambiar. Cualquiera de estas actividades se puede seguir realizando pero comiendo algo sano.

- Hay personas que, con el fin de aliviar y negar una experiencia desagradable, suelen recurrir también a la comida. Por ejemplo cuando van al dentista, o una persona que no consigue pasar unas oposiciones, o no consigue un contrato importante. Y a todo ello suelen encontrar consuelo en el contenido de la nevera.

- Ganar autoridad. Pues sí, aunque parezca mentira, hay personas que tienen el cuerpo muy grande pero el ego muy pequeño. Y necesitan que se les preste más atención, sentirse más importantes, ocupar más espacio ante quienes le rodean. Existe una cierta fascinación por las personas que ocupan un gran tamaño, que no tienen suficiente con una sola butaca en el cine o en el avión, que hacen que se aparten las personas de un pasillo cuando pasan ellas. Se trata de una notoriedad fortuita y momentánea, no hay que olvidarlo.

- Lo que necesitas es amor… Hay personas que comen cuando en realidad lo que quieren es que se les sonría, que se les toque, se les dé un abrazo. Por desgracia, la sociedad en la que vivimos suele premiar a los atléticos y delgados y no a las personas gordas.

- Miedos, fobias, temores... Un cierto número de personas puede tener miedo a no poder desarrollar con normalidad su propia sexualidad: sentirse rechazado una y otra vez puede inducir a dietas desequilibradas, a comer entre horas y a problemas de autoestima. Por regla general, las personas con un exceso de peso no resultan sexualmente atractivas, ni seductoras, ni parecen receptivas a mantener una relación. Otro miedo puede estar relacionado con la salud. Se puede llegar a pensar, por estigmas familiares, que estar delgado es síntoma de mala salud. Y, por el contrario, un relativo exceso de kilos puede significar que se está sano y se es menos vulnerable a las enfermedades. Craso error.

Tener un plan

Llegados a este punto es importante considerar una serie de objetivos generales. Entre estos objetivos no ha de faltar el experimentar la pérdida de peso, la firme convicción de mantener el peso alcanzado y, muy importante, incorporar nuevos hábitos de vida.

Este último punto es especialmente trascendente, por cuanto significa reprogramar el subconsciente, cosa que se logra a través de la autohipnosis.

¿Cómo se consigue reprogramar el subconsciente? La respuesta más sencilla es ofreciendo sugestiones lógicas y realistas. Para ello, es necesario:

- Dar menos importancia a la comida, lo que redundará en una mayor sensación de bienestar. La inducción pasa por asimilar e interiorizar términos como: «Con una cantidad razonable de comida quedo totalmente satisfecho». O: «Me siento relajado y sereno, y la comida es cada vez algo menos importante para mí».
- Desarrollar la suficiente seguridad y autoestima a fin de poder aceptar a la nueva persona que va a surgir tras seguir una dieta. Con frases como: «Tengo ahora un aspecto estupendo y me siento francamente bien».
- Potenciar los alimentos sanos, tratar de hacerlos más deseable y lograr que los alimentos que menos nos convienen sean menos apetecibles. Si se elige comer uno de esos alimentos menos sanos, lo haremos en una cantidad ínfima, y potenciaremos los alimentos sanos y saludables
- Incorporar nuevas pautas de comportamiento en lugares y ocasiones en los que se solía comer en exceso.

La hipnosis como recurso terapéutico

La hipnosis, como las sugestiones, es un recurso terapéutico excelente con el fin de consolidar y combatir las molestas sensaciones de hambre y vacío gástrico. También, la hipnosis puede ayudarnos a dilucidar las causas psíquicas que nos inducen a comer en exceso.

Además de la hipnosis, pueden existir una serie de medidas coadyuvantes que contribuyan a conseguir los objetivos deseados de pérdida de peso. Por ejemplo la acupuntura auricular, que consiste en introducir unas agujas muy finas en el pabellón auditivo. Se trata de una práctica indolora que debe ser realizada por un médico acupuntor. También puede funcionar la práctica de un deporte o un ejercicio de carácter aeróbico. Y, por último, revisar el funcionamiento de la glándula tiroides, no sea el caso que se trate de un motivo endocrino el que nos lleve a un exceso de peso. El aumento de peso de una persona, en ocasiones puede no ser debido a comer en demasía. Puede deberse a causas fisiológicas como retención anormal de líquidos, funcionamiento deficiente de la tiroides, o uso de un medicamento que altere la química corporal.

En adelante, el comer se ha de convertir en algo desprovisto de importancia, necesario para vivir, pero no merecedor de ningún interés. El subconsciente no sólo controla el espíritu y la actividad mental, sino también las funciones no voluntarias del organismo.

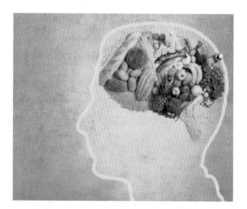

El poder del subconsciente es tal que permite reducir peso sin la imposición de sacrificio alguno, llegando a poder tener la figura que siempre ha deseado. La fuerza del subconsciente es tal, que a través de los pensamientos el cuerpo puede adoptar el aspecto requerido, la figura mejora día a día, se consigue respirar profundamente, en libertada, inhalando y exhalando con tranquilidad.

El inconsciente controla el funcionamiento del estómago, hace disminuir la secreción del jugo gástrico, que antes se producía en abundancia sólo con ver un plato lleno de comida. De esta manera se evita la sensación de hambre física. El intestino delgado, al tiempo, reduce la absorción de nutrientes del bolo alimenticio, el metabolismo aumenta, los productos de asimilación se queman y se consumen con mayor eficiencia.

Esta es la manera de perder peso día a día, hora a hora. Al mejorar la figura, mejora también la salud. Todo ello gracias al subconsciente. Y a una serie de frases que, cual mantra, vas a ir repitiendo para crear esa atmósfera que te ha de ser propicia para alcanzar tus objetivos:

❏ «La comida es una cuestión totalmente secundaria y no me merece especial atención.»

❏ «La esbeltez es bella.»

❏ «Mantener el peso ideal implica una mejoría general de la salud en todo el organismo.»

❏ «Trataré de conservar siempre esa nueva figura.»

❏ «No hay nada más importante que la salud.»

❏ «Cada día peso menos y estoy más en forma.»

❏ «Estoy lleno de confianza en mí mismo, tengo cada día

una autoestima mayor y una conciencia superior de mi propia valía.»

❏ «Me siento en armonía conmigo mismo, con mi cuerpo y con mi vida.»

❏ «Cuando me alimento, lo hago de una manera disciplinada.»

❏ «Sólo como lo que mi cuerpo precisa para que funcione bien.»

❏ «Evitaré los dulces y el alcohol, que han dejado de interesarme para siempre.»

Objetivo cumplido

Ahora se siente en paz y relajado. Ha perdido la cantidad de peso que deseaba y va a tratar de mantener el peso alcanzado. Se siente más esbelto, más ligero, más delgado, con el cuerpo en forma.

Su inconsciente se deja guiar por esta imagen, la comprende y la actualiza. Y va a tratar de cambiar las pautas alimenticias que hasta ahora le habían llevado por el mal camino. Imagina una mesa delante de usted, pero esa mesa está llena de alimentos nocivos, alimentos que son nocivos para usted, son veneno para su organismo. Debe interiorizar que se trata de comida que le haría ganar un peso que ya no necesita. Pero si decide comer una cantidad pequeña de esos alimentos, sabe que será suficiente para saciarle. Su mente y su cuerpo rechazan esos alimentos.

Ahora trate de colocar en su lugar productos buenos y saludables que contienen muchas menos calorías. Fruta fresca, verduras de la huerta. Y los ingiere lentamente, muy despacio. Es consciente en cada momento de la cantidad que recibe en su interior. Coma cantidades razonables y verá como queda totalmente satisfecho. No siente ninguna necesidad de picar algo entre horas.

Reflexione ahora sobre los objetivos que se ha trazado en esta vida, los éxitos alcanzados. Imagínese ahora con un aspecto estupendo, se siente relajado y sereno. Es capaz de dejarse comida en el plato. La comida ha dejado de ser un acto trascendental en su vida. Y cuando come lo hace en cantidades correctas. Ahora está más motivado que nunca para crear la vida más saludable y positiva, para cambiar las viejas pautas alimenticias por otras de nuevas, para perder la cantidad de peso que ya no necesita. Esos nuevos hábitos adquiridos harán que la pérdida de peso sea permanente.

Siente que puede comenzar a experimentar una nueva energía vital, más saludable, que fluye a través de su cuerpo y de su mente. Y sus pensamientos son positivos, son seguros. Es capaz de reflexionar sobre su vida, sobre su creatividad. Permite que los sentimientos positivos se hagan cada día más y más fuertes.

Dejar de fumar

Los fumadores son personas más propensas a enfermar, y presentan un índice mayor de invalidez y muertes prematuras que las personas no fumadoras. El tabaquismo es, no cabe ninguna duda, la principal causa del cáncer de pulmón y de otras enfermedades de las vías respiratorias.

Junto a la hipertensión y el colesterol, es una de las principales causas de infarto y de enfermedades coronarias. Está comprobado que los fumadores recortan su esperanza de vida en al menos diez años.

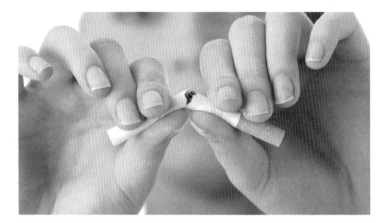

Pero la buena noticia es que, si se abandona el hábito del tabaco, se reduce rápidamente el riesgo de enfermedad.

El índice de éxito para deshabituarse de tan nocivo hábito mediante la autohipnosis es de un 70%. También es cierto que se pueden compaginar los tratamientos de autohipnosis con otros de igualmente eficaces:

- Por ejemplo la acupuntura auricular, introduciendo pequeñas agujas en el pabellón auricular.
- Las gotas de tratamiento homeopático *Nux vómica* para los hombres e *Ignatia* para las mujeres.

El principio de desintoxicación debe empezar siempre en la mente, pasa luego por el sentimiento, para desembocar por último en la acción. Por tanto, es necesario estar preparado interiormente antes de empezar cualquier tratamiento.

El hábito sí hace al monje

La eliminación de un hábito siempre provoca una cierta angustia personal y genera una cierta desorganización. Y más si se trata de hábitos persistentes.

Seguramente ha olvidado la razón por la que se inició en el tabaquismo, o tal vez se ha encontrado fumando sin ningún motivo aparente. Aunque lleva años tratando de dejarlo, ha llegado a pensar que es una tarea imposible. Ni los médicos ni las tácticas más intimidatorias han conseguido que deje de fumar. Y es que el hábito no lo establece la parte lógica ni la parte intelectual de la mente, sino que reside en el subconsciente. Para cambiar cualquier comportamiento, lo primero que hay que hacer es reconocer el motivo o los motivos por los cuales fuma.

- Como si fuera una gratificación. Su vida le merece pocos atractivos, el trabajo se presenta como algo aburrido y sin alicientes, y su vida familiar no merece grandes consideraciones. El cigarrillo se le presenta como una excitación rápida, algo que altera su estado de ánimo y gracias al cual se siente más preparado para afrontar el día. También puede suceder que pase muchas horas solo en su casa a lo largo del día. Y el tabaco suavice su sensación de soledad y de aislamiento. Su dependencia, en esos casos, puede llegar a ser muy fuerte.

- El tabaco como alivio contra el estrés. Hay personas a las que la presión les puede. Presiones familiares, laborales, del entorno social en el que se mueve… y encuentran en el cigarrillo una válvula escapatoria, un territorio tranquilo que puede llegar a verse como un oasis o un remanso de paz en el que escapar. Interrumpir una actividad, encender un cigarrillo y aspirar profundamente puede significar una pausa física, un ejercicio relajante o un momento de expectación. El estrés y las preocupaciones parecen quedar de lado y parece que el ánimo se refuerza para emprender de nuevo la tarea. ¡¡¡ Falso !!!

- Incomodidad ante un hecho social. Puede suceder que un determinado entorno social, una fiesta, una reunión de personas que no son del entorno habitual nos haga estar incómodos. También, tratar a personas que no se conocen bien puede llevar a esa situación. El cigarrillo suele ser, en esas ocasiones, un magnífico soporte, una especie de ancla a la que agarrarnos para evitar ciertas incomodidades. El tabaco puede funcionar como un vehículo para conocer a otras personas, para romper el hielo y abrir la oportunidad de iniciar un diálogo. Y hay personas que, al tener un cigarrillo en la mano se sienten más seguras o bien quieran imitar o reproducir el hábito de alguien a quien admiran.

- Controlar el peso. El tabaco no es un sustitutivo del apetito, pero hay gente que lo emplea con el fin de mitigar las ganas de comer en exceso.

La inducción hipnótica para dejar de fumar

La inducción hipnótica está especialmente diseñada para satisfacer las necesidades específicas de una persona y de paso aliviar las exigencias generadas por el entorno cotidiano. El principio fundamental es pensar en todos los éxitos que se hayan podido obtener en el pasado, en los objetivos positivos alcanzados y realizados y sentirse orgulloso de todo ello. De ahí que, alcanzar todo lo que se proponga no ha de suponer un esfuerzo ingente o imposible.

Se ha de percibir el tabaco como algo carente de atractivo y desagradable. Pensar en lo desagradable del humo que desprende, en lo limpia que puede estar la boca sin los componentes que deja el cigarrillo en ella. Las papilas gustativas podrán experimentar los sabores frescos y apetitosos de la comida.

No hay humo insano que circule ahora por su organismo, de modo que puede sentirse como una persona fuerte, con los pulmones limpios, que ve día a día, como ahora respira con mayor facilidad y puede realizar actividades deportivas que le parecían inalcanzables hasta estos momentos.

No fumar un cigarrillo más supone una decisión consciente, por lo que emocionalmente le hará sentir mucho mejor. En cualquier situación puede ahora desenvolverse en un entorno social sin necesidad de tener un cigarrillo en la mano. Puede incorporar a su vida nuevas pautas de comportamiento que le harán más feliz. No lo dude.

Su subconsciente se abre ahora de par en par y trata de experimentar una gran relajación. Se imagina encendiendo un cigarrillo, pero la sensación que experimenta no es la de alivio sino que siente un calambre desagradable en la garganta cuando el humo pasa por ella, nota el ahogo de su respiración, la sensación de vértigo en su cabeza, un aturdimiento que le invade. Es el efecto tóxico de la nicotina. El tóxico se va extendiendo por todo el cuerpo, se apodera de sus funciones vitales, de sus músculos, de cada una de las células de su organismo. Sabe ahora que eso no puede continuar así. Cada vez tiene más dificultades para subir los tramos de escaleras de su piso, siente la ansiedad que lo invade, las tareas físicas suponen un esfuerzo tremendo. Cuando enciende un cigarrillo recuerde la tos seca de las mañanas, los pinchazos y la sensación de opresión en el pecho, y la angustia cada vez más frecuente. Percibe que los bronquios se van obstruyendo y que son incapaces de absorber el oxígeno.

Es preciso dejar el tabaco, evitar una enfermedad crónica o mortal. Es idea que ahora preside en su cabeza hay que materializarla, llevarla a cabo de manera inmediata. Su mente va a estar dominada a partir de ahora por esa idea única. Y repite, una y otra vez:

- ❏ «El fumar es algo innecesario para mí, no me interesa.»

- ❏ «Si dejo de fumar mi salud cada día va a ser mejor.»

- ❏ «Quiero devolver la felicidad y el bienestar a mi vida.»

- ❏ «Tengo confianza y autoestima, conozco mi propia valía y voy a ejercitarla.»

- ❏ «Voy a disfrutar de la libertad de no fumar.»

- ❏ «Consigo todo lo que me propongo.»

- ❏ «Noto una gran estabilidad interior, felicidad y armonía.»

- ❏ «Encuentro repugnante el sabor del tabaco.»

El tabaco se va a convertir en una costumbre que no le va a interesar, que es capaz de abandonar al proponérselo. Ahora sabe que no necesita el tabaco para nada y que es capaz de prescindir de la dependencia de la nicotina.

El subconsciente va a ser un poderoso aliado en todo este proceso, una fuerza interior que le ayudará a reconocer el daño. En el plano físico respirará mejor, el corazón latirá con una mayor regularidad, con más fuerza incluso. Y su capacidad intelectual también mejorará día a día.

Pensar en el tabaco le dará asco, repugnancia, le producirá náuseas. Nada ni nadie le puede obligar a tomar un cigarrillo y, ahora, se siente con fuerzas para ayudar a otras personas a dejar de fumar. Se ha librado de la adicción de la nicotina, se siente libre, inhala y exhala el aire con total naturalidad, sin interferencias. Siente cómo, con cada inspiración, sus músculos, sus células, su cuerpo entero se nutre del oxígeno que antes apenas llegaba a todos los rincones de su cuerpo. Su cuerpo se baña en energía positiva y se siente más tranquilo, menos nervioso y agitado. Se siente en armonía consigo mismo y ama su cuerpo, liberado de la adicción a la nicotina. Tiene salud física, mental, espiritual y una gran libertad interior.

Acabar con el estrés

Una persona es un cúmulo de funciones internas y un entorno que lo circunscribe. Y todos, todos los individuos integrantes de la naturaleza, reaccionan ante los influjos del entorno. Esta mutua interacción es un fenómeno tan ubicuo que todos dependemos en mayor o menor medida de él.

Así, un suceso inesperado puede motivarnos a salir corriendo o bien producirnos una alegría. Unas palabras dichas en un entorno determinado nos pueden tranquilizarnos, pero en otro lugar, esas mismas palabras pueden producirnos una excitación injustificada. Estos efectos del medio ambiente y sus reacciones ante él se vinculan a la noción de estrés.

El estrés es un fenómeno que garantiza la supervivencia de todas las formas de vida que se integran en ella. Se trata de un sentimiento de tensión física o emocional que puede provenir de cualquier situación. Es la reacción del cuerpo ante un desafío o demanda. En pequeños episodios puede ser positivo, como cuando le ayuda a evitar un peligro o cumplir con una fecha límite, pero cuando dura mucho tiempo puede dañar su salud.

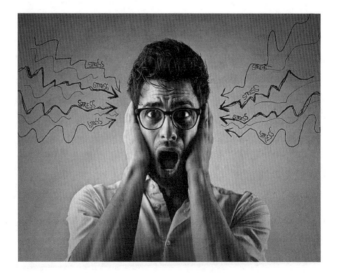

Tipos de estrés

Hay varios tipos de estrés

- **Estrés agudo:** El estrés agudo es la respuesta ante un acontecimiento traumático puntual que puede aparecer en cualquier momento de nuestra vida. Un plazo de entrega a cumplir o una reunión importante pueden hacer que sintamos este tipo de estrés. Por lo general, no causa daños importantes asociados dado que es a corto plazo, estimulante y excitante pero a su vez agotador.

  Entre sus síntomas más frecuentes se encuentran: Las molestias musculares tales como el dolor de espalda, de cabeza, la tensión muscular o de mandíbula; o estomacales como la acidez, estreñimiento, diarrea o síndrome del intestino irritable. La agonía emocional, la cual está compuesta por una combinación de emociones características del estrés: irritabilidad, depresión y ansiedad.

  La sobreexcitación transitoria de la presión sanguínea, que puede dar lugar a arritmia, sudoración excesiva, dificultades respiratorias, mareos, o migrañas. Este es la forma de estrés más leve y habitual que todos experimentamos en ciertos momentos y cuyo tratamiento es sencillo.

- **Estrés agudo episódico:** Se produce cuando se experimentan episodios de estrés agudo con mucha frecuencia. Suele darse en personas con gran cantidad de responsabilidades o cargas que no puede hacer frente a tal cantidad de exigencias y generalmente, responden con irritabilidad, ansiedad o de forma muy emocional y descontrolada, actitud que les va mellando poco a poco.

Suelen ser personas muy nerviosas que siempre están apuradas y en tensión, que experimentan como síntomas fuertes dolores de cabeza, migrañas, dolores de pecho, hipertensión o incluso enfermedades cardiacas. Su tratamiento requiere la intervención de profesionales y puede durar varios meses.

- **Estrés crónico:** Es la forma de estrés más destructiva para nuestro cuerpo y mente y suele darse en personas que se ven inmersas en situaciones para las que no ven salida. Sus vidas se ven condicionadas y atadas a largo plazo a algo que les hace infelices, perdiendo así la capacidad de buscar soluciones. Algunos tipos derivados de este estrés provienen de experiencias traumáticas pasadas que se interiorizaron perviviendo constantemente en nuestra personalidad.

  Puede tener consecuencias críticas como el suicidio, la violencia o problemas graves de salud, entre otros, por ello es especialmente importante que sea tratado en profundidad por profesionales especializados e incluso medicación.

Las causas del estrés

Es importante analizar qué factores le pueden estar causando el estrés: desde una máquina que haga ruido en su entorno habitual hasta un resentimiento, un cansancio extraordinario o un trastorno emocional.

- Puede ser un estrés heredado. Es decir, usted aprendió que, con mucha frecuencia, ciertas situaciones pueden llevarle a comportamientos predecibles. Ha aprendido a comportarse del mismo modo que alguien a quien admiraba o de quien dependía en determinadas circunstancias. El estrés que se ha transferido de padres a hijos a veces puede verse intensificado por la constitución física innata de las personas. Las personas que mantienen este tipo de estrés:
  - ❖ son proclives a un exceso de logros,
  - ❖ suelen obligarse a trabajar con vistas a objetivos determinados que no son realistas,
  - ❖ suele tratarse de personas muy competitivas,
  - ❖ están demasiado pendientes del reloj y tienen tendencia a darse prisa en cualquier situación,
  - ❖ se muestran airados demasiado a menudo,
  - ❖ son personas que muestran un grado muy alto de cinismo.

- Puede tratarse de personas que anticipan catástrofes o hechos tremendos en cada ámbito de la vida. En efecto, suele tratarse de personas que ante cualquier mínimo problema médico hacen de ello una cuestión de vida o muerte. Son personas aprensivas, sí, pero que son igualmente destructivas con su bienestar emocional. Además, se puede incluir en esta categoría a las personas descuidadas, perezosas, desaliñadas, carentes de compasión o empatía por los demás.

- Un dolor crónico o una molestia también pueden ser causa de estrés. Y es que las sensaciones físicas van siempre acompañadas de un componente emocional. Cuando una persona padece un dolor crónico, es habitual que también se sienta aislada, que se consuma por la ira o la culpa, o que se sienta deprimida debido al desamparo que siente en esas situaciones.

- Reprimirse o negarse a aceptar sentimientos importantes también puede ser una causa de estrés. Hay personas que niegan cualquier tipo de emoción negativa, considerando que tales respuestas son el germen mismo de la autodestrucción. Suelen ser personas que se abstienen de reconocer sus propios sentimientos y que exigen atención constante, exhiben un comportamiento defensivo y todo lo convierten en un problema. Cuando admiten una emoción negativa, sueñen reducir su intensidad y duración.

- Cuando un incidente específico es causa de estrés. Esto suele poner a prueba las aptitudes físicas de la persona, su capacidad mental o emocional, llevándolo más allá de sus límites. Puede tratarse de una experiencia particularmente estresante, un estímulo ante una situación de estrés. Este tipo de estrés puede tener varias causas combinadas. Vistas de manera individual cada una de ellas, pueden no tener ningún tipo de importancia, pero en su conjunto pueden suponer una montaña difícil de escalar para más de uno. La hipnoterapia puede impedir que tal cantidad de estímulos tengan un efecto acumulativo y por tanto perjudicial para las personas.

- Una mala alimentación también puede ser causa de estrés. Y es que determinados nutrientes pueden hacer «bailar» las emociones hasta límites más allá de lo ordinario, de lo que es habitual. Por ejemplo el azúcar, la cafeína o el alcohol se asocian a situaciones de estrés. También una falta de vitamina B puede llevar consigo un componente de irritabilidad. Por tanto es importante en cualquier dieta que lleve incorporada sus buenas dosis de cereales integrales y de legumbres. Algunos estudios sugieren que no es fácil determinar qué sucede primero, si la deficiencia dietética o es estrés: el estrés provoca la disminución de la vitamina B, pero la falta de esta vitamina también puede producir una situación de estrés.

- El llamado síndrome premenstrual también puede producir situaciones de estrés en las mujeres. Los síntomas físicos y emocionales del síndrome premenstrual suelen aparecen entre siete y diez días antes del inicio del período menstrual. Y pueden incluir la necesidad extra de azúcar o sal, cansancio en las piernas, dolores de cabeza, irritabilidad y sensibilidad extrema en los pechos. Los cambios de estado de ánimo, en estas circunstancias, pueden ir de la euforia a la desesperación. La contribución extraordinaria de la vitamina B puede aliviar o al menos paliar estos síntomas.

Incorporar nuevos hábitos

Si de lo que se trata es de eliminar el estrés en su vida, lo primero que tiene que hacer es planificar cómo ha de ser esta sin que el estrés lo presida. ¿Cómo reducir el estrés negativo en su vida? ¿Cómo se puede llegar a ser una persona más serena, más eficaz, más sana?

Lo primero que hay que plantearse es tratar de aceptar los sentimientos reprimidos que lo vuelven a uno ansioso, y pensar que se sentirá libre cuando lo logre. La inducción pasa por permitir que cualquier sentimiento enterrado emerja a la superficie, para saber cuáles se quieren mantener y cuáles desechar. La inducción también sugiere protegerse de las presiones y del estrés externo, impidiendo que le puedan invadir. El escudo que va a fabricarse lo protegen del estrés y de las presiones todo el tiempo. Y también le va a servir la inducción para incorporar nuevos hábitos en su vida, nuevas respuestas a determinadas presiones que sin duda van a surgir.

En cualquier situación de estrés el primero en reaccionar es siempre el corazón, puesto que tiene que enviar a todos los órganos un mayor volumen de oxígeno a través de la sangre. Se trata, pues, de un sobreesfuerzo que ha de realizar este órgano ante una situación de alarma. Así es como decrece la capacidad para sentir alegría por nada, para disfrutar de la vida y sentir alegría. Disminuye, por tanto, la confianza en los otros, y la capacidad para dar afecto y ayudar. El organismo también ve debilitado su sistema inmunológico y por tanto tiene la posibilidad de enfermar con mayor rapidez y facilidad.

Para evitar todo esto lo primero que hay que hacer es dar un descanso al cuerpo, tanto físico como emocional, tratar de reducir la actividad del organismo a mínimos. Mediante determinadas sugestiones se pueden reducir o eliminar estímulos agresivos que procedan del entorno, creando unas condiciones que hagan que el organismo no se halle indefenso o desprevenido.

Es fundamental la práctica de ejercicios de relajación y eliminar dogmas erróneos, creencias negativas, ansiedades, y asumir los postulados de la filosofía del éxito que conforman el pensamiento positivo.

Claves para un pensamiento positivo

Veamos algunas claves que nos llevarán a generar pensamientos positivos hacia el bienestar:

- Comenzar el día con buen humor y una sonrisa: Al despertarse con buen humor y con algún pensamiento positivo hará que el día comience con buena energía. Esta energía ayuda a determinar nuestros resultados. Al sonreír, ya sea esta una sonrisa sincera o simplemente una postura corporal de ella, generará en nosotros un estado de ánimo positivo que luego se puede sostener durante el resto del día. También ayudará buscar una situación donde uno pueda sentirse pleno, con alegría y revivirlo como si esta situación estuviese pasando aquí y ahora.

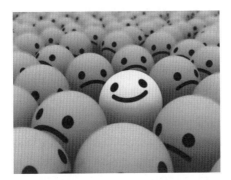

- Plan de actividades para el día: Al tener un plan establecido, quizás preparado del día anterior, nuestra unidad cerebro-mente se tranquiliza y estará mejor preparada para realizar las tareas planteadas y colaborará para tener tu mente enfocada.

- Aceptar los resultados logrados: Nuestra idea sobre las cosas y el significado que le damos a lo que hacemos en la vida depende de nuestra percepción de ello. Si cambiamos los patrones de percepción habituales, tendremos variedad de opciones en la vida y cambiaremos nuestra manera de actuar.

- Aprender algo nuevo para así tener nuevos desafíos: Para mantener la unidad cerebro-mente saludable, una de las claves es aprender algo nuevo. Desde un idioma, una manualidad, bailar hasta una nueva carrera. Busca algo que desee o algo que esté pendiente en su vida para que cada día le motive comenzarlo y vivirlo a pleno. Este deseo ha de ser lo más realista posible para alcanzarlo dentro de tus posibilidades.

- Usar un lenguaje positivo: El lenguaje crea realidades, por lo tanto, tiene un enorme efecto tanto en nosotros como en las personas con las que interactuamos. Cuando las ideas están expuestas con palabras negativas, o cuando se enfocan sobre ellas intencionadamente, pensamientos o emociones negativos, se crean estructuras caóticas y fragmentadas.

- Disfrutar: Elegir el lado positivo de la vida para sentir toda la buena energía del día que comienza. Ya es sabido y probado que la risa es la mejor medicina tanto para el cuerpo como para el alma.

- Juntarse con gente positiva: Nuestro entorno tanto familiar como social suele tener influencia en nuestros patrones de pensamiento. Por lo tanto, en muchas ocasiones podemos elegir con quien interactuar para aprender y reaprender a vivir una vida con mayor bienestar. El positivismo se contagia. Lo mismo pasa con el negativismo. Así que, está en nuestras manos de qué lado queremos estar. Personas positivas van a colaborar a desarrollar tu confianza y autoestima.

La inducción hipnótica contra el estrés

El primer paso es tratar de llegar a un estado de relajación profunda y tranquilidad. Ningún ruido ha de molestarle ni interferir en este proceso. A continuación respirar con profundidad, de una manera uniforme y sosegada.

Le pesan los párpados y el sueño se apodera de todo su cuerpo. Imagina una isla deshabitada, donde sólo las gaviotas merodean por la playa. Las aguas están tranquilas y se puede otear el horizonte en toda su magnitud. El cielo está despejado, sin nubes y el sol luce y calienta su piel, haciendo brillar sus rayos sobre el agua.

Se trata de una playa de arenas blancas, con cantos rodados, pulidos por la resaca del mar. Los maderos flotan allí donde las olas rompen y la playa se ve inundada de conchas de mar, de todos los tamaños y colores. Un lugar idílico, ¿sí?

Ahora se ve paseando por esa inmensa playa y nada le preocupa, la sensación de relajación es total. Sus pies se hunden en la arena blanda, suave, caliente, mientras contempla el vaivén de las olas que llegan hasta la playa, bañando sus pies.

En ese caminar empieza a notar que las piernas le pesan, están cada vez más y más fatigadas, por lo que inevitablemente tiene que dejarse caer sobre la arena. Así, permanece echado sobre ese manto caliente y suave, en total relajación y tranquilidad. Siente cómo su cuerpo se va abandonando hasta que deja de notarlo. Sí, deja de notar la pesadez que le atenazaba y se siente más liviano.

Sus pensamientos, su mente y su espíritu flotan y se hacen cada vez más ligeros hasta que emprenden el vuelo en dirección al cielo azul. Se deja llevar por la brisa que viene del mar y se siente flotar hasta que el rumor del mar queda lejos, apenas imperceptible.

Todo está relajado y tranquilo a su alrededor, siente que la serenidad le invade por doquier y que se va elevando cada vez más y más. Ahora puede divisar el ancho mar en toda su extensión, la isla que le albergaba, una tierra más lejana, un continente, el océano entero. Puede llegar a ver la Tierra entera, los dos Polos, las nubes que vuelan por debajo suyo a gran velocidad.

Los rayos del sol invaden todo el planeta como tentáculos de luz, mientras usted vuela hacia oriente, hacia el lugar donde nace el sol, que le va envolviendo en su luz cálida, en esa energía positiva que tanto necesita. Usted va llenándose de esa energía positiva, sus pensamientos, su mente, su organismo se contagia de positivismo. Así, es capaz de disolver sus pensamientos negativos, todas sus ansiedades que le atenazan, sus preocupaciones y sus agobios. Todo ello se desprende de sus pensamientos y desaparece. La mente se despeja de cualquier negatividad y caen todas las ansiedades, problemas, cada vez más abajo, más abajo.

Sobre el océano llueve con fuerza, lo que le ayudará a disolver sus angustias en esa gran inmensidad. La presión del agua hace que se disuelvan los pensamientos negativos, los temores, las preocupaciones, los problemas.

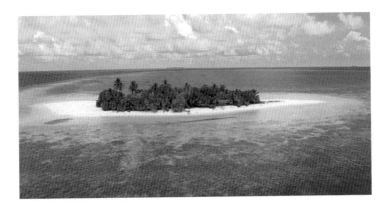

Ahora se siente completamente tranquilo y relajado, libre de todo temor. Y disfruta de esa sensación de paz interior, de armonía y de libertad sin límites ni fronteras. Flota por un cielo inmenso en perfecto estado de relajación y ahora empieza a descender, libre ya de preocupaciones. Puede ver la isla solitaria en medio del océano que abandonó hace unos instantes. Y divisa la maravillosa playa de arenas blancas de la que salió. Entonces ve su cuerpo allí echado, dorado por el sol, en perfecta armonía. Y se deja caer hacia ese cuerpo que es el suyo, pero ya libre de preocupaciones. Y respira de manera profunda y regular, inhalando y exhalando un aire puro que llena sus pulmones al tiempo que poco a poco va recuperando su sensibilidad.

Cada vez que inspira se llena de una energía positiva que penetra en su cuerpo y se concentra en forma de calor en su estómago, un calor beneficioso y reparador.

Ese calor ahora se irradia desde su estómago hasta las diferentes partes de su organismo, hacia las piernas, los brazos, la cabeza... Una oleada de calor que lo va invadiendo desde los dedos de sus pies hasta la coronilla. A este calor lo acompaña una sensación de hormigueo, una especie de corriente eléctrica que recorre todo su cuerpo. También se propaga hacia los brazos, los hombros, los codos y las puntas de los dedos. Cada vez que respira una oleada de calor invade todo su cuerpo. Y su respiración es regular, tranquila y relajada.

Ahora sienta cómo ese calor se traslada hacia su frente, un calor que se va a convertir en la llave de su subconsciente, que se va a abrir más y más, como un gran libro que abre sus hojas para que la energía positiva pueda entrar sin dificultad y se funda con cada letra, cada párrafo que compone su vida.

A partir de ahora, con cada inhalación, absorberá energía positiva que le llenará de salud y le hará sentir unos deseos de actividad inigualables, haciendo que se encuentre cada día mejor y mejor. Cada día que transcurre mejora su autoestima, su aplomo, su confianza, la conciencia de su propia valía va en aumento y cada día que pasa tiene una mayor confianza en sí mismo. Es usted más feliz, y todo lo que sucede a su alrededor le produce una gran satisfacción.

Motivación para el éxito en la vida

La autoestima y la motivación son dos aspectos fundamentales de la vida de cualquier persona. Cuando la autoestima es baja, cualquier área de la vida en la que se desenvuelve una persona, su trabajo, su familia, su vida social en general, se vuelve más difícil.

Y es que el éxito depende en buena medida de la motivación. La actitud interior de cara a llegar a buen puerto es casi tan importante como el propósito de llevarlo a cabo y de alcanzar la meta.

Cuando se tiene un objetivo, se ha de hacer de él un elemento imprescindible para el pensar, el sentir y el obrar. Es la base del pensamiento positivo que hemos visto en el apartado anterior. Para ello es importante eliminar dogmas superados y perjudiciales, creencias erróneas y temores.

Si se carece de la motivación suficiente no es posible alcanzar un objetivo. El fracaso no trae más que depresión y desánimo. De manera que, cuando uno pasa por esta situación, además se le hace mucho más difícil modificar su vida hacia el éxito, y encadenar fracaso tras fracaso se hace habitual.

La motivación de una persona puede ser muy diferente: desde mejorar su nivel de ingresos, pasando por alcanzar el éxito profesional o tener un nivel de relaciones personales muy amplio. Los psicólogos acostumbran a definir el éxito personal a través de tres palabras: salud, armonía y amor.

Otra de las condiciones importantes para motivarse es la capacidad de concentración. Esto significa fijar la atención en lo más importante, dejar las cosas secundarias que pudieran entorpecer la labor y centrarse en lo esencial.

La concentración presupone la motivación, saber qué se pretende alcanzar en cada momento, el objetivo deseado. Y, por el contrario, la dificultad para concentrarse significa que existen en nuestro interior dogmas erróneos que es preciso abandonar. Al suprimir estos impedimentos, los temores desaparecen y por tanto algo muy importante: el temor a verse desbordado por falta de recursos o de tiempo.

Es preciso realizar un programa exacto de actividades a realizar, fijarse prioridades y eliminar las cuestiones superfluas. El ambiente en el que nos movemos es muy importante, el silencio y la pausa siempre son fieles aliados de la concentración. Por el contrario, el ruido servirá para entorpecer cualquier tarea que nos hayamos marcado.

Repita: «Las cosas que puedan molestarme no me afectan, expulso las distracciones cada vez que espiro». «Mi trabajo es muy interesante y requiere concentración.» Ponga una música suave que le incite a la calma, con el volumen preciso para que no le distraiga.

El miedo al fracaso

Una autoestima baja trae siempre como consecuencia el miedo al fracaso. Y eso puede ser consecuencia de una programación negativa del pasado.

Hay progenitores que son constantemente críticos con sus hijos, clasificándolos a cada momento y en cada actividad que realizan. Son los llamados etiquetadores globales, es decir, etiquetan cada acto que hacen, siempre con connotaciones negativas: torpe, estúpido, ruin, despreciable, etc. Son ítems que quedan marcados en el subconsciente, contribuyendo al modo que usted percibe el mundo que le rodea.

Somos lo que sentimos, lo que pensamos, lo que creemos, pero muchas de estas cosas vienen heredadas por unos genes y una manera de actuar. La voz crítica que todos llevamos dentro puede producir miedos insospechados: miedo a cambiar, a desempeñar actividades nuevas, en definitiva miedo al fracaso.

El fracaso nos paraliza, pero no hay que olvidar que se trata de un producto de la programación negativa del pasado. Se puede tener miedo de no ser capaz de lograr algo porque no se es digno de conseguirlo.

La expectativa de éxito continuado suele ser mucho más difícil de abordar. Pero es fácilmente comprobable que el miedo al éxito es en realidad la misma cara de la moneda que el miedo al fracaso.

Una persona puede ver afectada su autoestima por el modo en que percibe su yo físico. Si considera su aspecto como un factor negativo, esto se reflejará en su comportamiento y en sus acciones, en su lenguaje y en las opiniones que manifiesta. En lugar de reconocer sus limitaciones físicas y luego contrarrestar mentalmente lo que parece negativo, la persona suele ver a su personalidad total como negativa.

En cambio, cuando la aceptación es un factor primordial en su estructura psicológica y la programación negativa del pasado puede eliminarse, se puede experimentar un cierto grado de libertad en la vida cotidiana.

Así, para evitar el miedo al fracaso se puede recurrir a una serie de decisiones importantes:

- Planificar. La planificación estratégica es una gran ayuda a la hora de tomar decisiones, ya que sabiendo lo que se viene, es más difícil tener miedo. Realizar un exhaustivo análisis, tanto de nuestro entorno como de la propia organización, le permitirá escoger aquellas estrategias más adecuadas para el desarrollo del negocio. Disponer de una estrategia correctamente planificada le dará la seguridad suficiente para no caer en la inseguridad. La ilusión por emprender y por desarrollar nuevos proyectos siempre deberá ser mayor al miedo a que éstos puedan salir mal.
- Fijar objetivos. Las metas deben ser realistas, adaptadas a la realidad económica, no inalcanzables. Las empresas deben imponer metas que supongan

una mejora para la organización, pero sin crear presión ni miedo a no conseguirlos. Los objetivos deben ayudarnos a mantener la ilusión, ya que ésta es un potente motor para conseguir aquello que nos proponemos.

- Valorar a quienes le valoran. Acérquese a las personas que aprecian su trayectoria, aquellos que le conocen desde hace tiempo. Busque a alguien para apoyarse y pídale la opinión sobre su desempeño y lo que podría hacer mejor. La persona que elija, fuera o dentro de la empresa, debe ser equilibrada y objetiva. No busque meros halagos, sino a alguien que siempre le pueda decir la verdad.

- No existen errores, sólo resultados. Si las cosas no están yendo como esperaba, no significa que sea un fracasado. Tal vez la fórmula que esté aplicando no sirva para lo que busca, de modo que sólo tiene que cambiarla, es más, buscar otra mejor.

- Nadie es perfecto. Todos olvidamos cosas, no sabemos que existen formas de hacerlas mejor o simplemente actuamos bajo la influencia de patrones inconscientes de conducta. No por eso vamos a ser irresponsables y dejaremos de asumir las consecuencias de nuestros actos. Un margen de error siempre es válido, pero debe conocer el punto en que ya no lo es.

- Aprenda. Se puede aprender mucho más de los errores que de los éxitos. Capitalice la experiencia, conocimientos, destrezas, habilidades y hábitos adquiridos en el proceso para que no vuelvan a dar los mismos pasos que no le llevaron a ninguna parte.

Reprogramar el subconsciente

El principal objetivo –no hay que olvidarlo- es mejorar la autoestima de forma permanente. Un modo de lograrlo es mediante la reprogramación del subconsciente, que se realiza a través de la inducción hipnótica. Los pasos que hay que realizar son, básicamente:

- Liberarse de la programación negativa del pasado. Los juicios y las etiquetas que alguna vez realizaron sus padres, como malo, torpe o tonto, por ejemplo, tienen que eliminarse. Es preciso verse positivamente y expulsar al crítico que se ha instalado en el subconsciente. Vea una pizarra con todos esos ítems escritos que siempre le han condenado. Ahora coja un borrador y empiece a borrar esa pizarra hasta que no quede nada.
- Mejorar la autoprotección. Tiene que pensar en una reunión de compañeros de trabajo y vea que sus colegas le ven ahora como un buen amigo, honesto, confiable. Las palabras fluyen con facilidad, la gente se interesa en lo que usted dice y eso le da seguridad y aplomo.
- Aumentar la seguridad y la autoaceptación. Ahora reflexione sobre todos los aspectos positivos que presiden su vida, su creatividad, su talento, su inteligencia. Véase seguro de sus aptitudes, de su corrección y sus aptitudes.
- Cambiar la perspectiva respecto de su relación con un problema determinado. Deje de poner impedimentos en todo aquello que realiza. Cambie el modo de ver los problemas y modifique la respuesta

ante ellos. No diga frases como: «No soy capaz de cambiar», «no soy lo bastante inteligente para entenderlo», «no tengo la energía que requiere», y sí en cambio dígase una y otra vez: «Puedo hacerlo», «tengo la energía necesaria», «soy la persona indicada para el trabajo», «puedo asumir la responsabilidad».

Niveles de motivación

Al estudiar la motivación se parte de cuatro niveles de análisis:

- En el nivel fisiológico, se ha investigado cómo y porqué las estructuras cerebrales desencadenan la motivación, cómo se procesa la información relevante para la motivación en grupos de células específicas del cerebro, qué neurotransmisores intervienen en los cambios que se producen en los estados motivacionales, y qué implicaciones tiene el sistema nervioso en el proceso motivacional.
- En el nivel individual, se pretenden determinar los factores motivacionales que influyen en la conducta personal de un individuo, investigando los cambios motivacionales que se producen como consecuencia de la alteración de las condiciones internas o externas a las que se le somete.
- En el nivel social, se estudian los motivos que impulsan a las personas a comportarse de manera diferente cuando están en grupo, puesto que la pertenencia a un grupo puede influir en los motivos personales y modificar el comportamiento individual.

- Y, por último, en el nivel filosófico, más que deducciones experimentales se utilizan argumentos filosóficos. Debemos rechazar este nivel de análisis porque sus planteamientos no son científicos.

Para mejorar su motivación y obtener el éxito deseado necesita liberarse de todo miedo al fracaso y, sobre todo, fijarse objetivos. Éstos, no hay que olvidarlo, son los que a la postre brindan un incentivo y le ayudan a establecer una secuencia, un método para su avance, y también le ayudan a experimentar una sensación de cumplimiento.

Sus logros pueden tender a dispersarse cuando se trabaja en muchos niveles de complejidad a la vez. Es fundamental, por tanto, establecer una secuencia de trabajo, priorizar qué tarea es la más importante y cuál es secundaria y actuar con ese orden. Toda estructura es un conjunto de prioridades que permiten que alcance un determinado nivel de desarrollo o de logro.

A partir de ello se necesita sentir que lo que se está haciendo y en lo que se trabaja tiene necesariamente un fin. Trabajar dentro de unos límites o fronteras o marcos temporales realza la experiencia. Esto es experimentar con la sensación de culminación.

La motivación para la inducción hacia una mayor autoestima funciona si usted tiene un concepto y una actitud positiva sobre usted mismo. Imagine que nada le impide alcanzar sus objetivos y llegar a ser la persona de éxito que quiere ser. Libre de cargas del pasado, se siente confiado, seguro de sí mismo, centrado y fuerte.

También precisa fijarse una serie de objetivos específicos. Imagine un objetivo o proyecto que le gustaría realizar. Céntrese en un objetivo o proyecto y ponga en ello la energía necesaria para alcanzar su meta.

Trate de asimilar el éxito en su vida y disfrutarlo. Se siente feliz en ese trámite, sensible a los demás, no olvide que su éxito no sólo es positivo para usted sino también para todos los que le rodean. Utilice su éxito en los modos más positivos y útiles. Toda elección que realice y todo camino que siga deben ser absolutamente correctos, sin duda será la mejor elección de su vida.

Inducción de autoestima

Imagine una gran bolsa en la que va metiendo cada uno de sus temores y pensamientos negativos y arrójela lejos de usted. Mire cómo desaparecen lejos, perdiéndose en la distancia, hasta que se esfuman por completo.

Ahora se siente relajado y tranquilo, libre, lejos de los temores que lo acechaban, en total distensión y sosiego. Y ahora disfruta de esa tranquilidad y relajación, esa libertad sin límites. Cada pensamiento se abre a una extraordinaria sensación de paz y distensión, de serenidad interior y de armonía.

Y, de paso, reconoce los agobios y el estrés que le habían impedido gozar del equilibrio mental y espiritual necesarios. Además, piensa que era una víctima de la parálisis causada por los pensamientos negativos que le impedían desarrollar su autoestima y su seguridad.

Nada le distrae ahora, nada perjudica su concentración y atrás queda el círculo vicioso lleno de miedo, negatividad e inseguridad. Distingue con claridad todo lo que hace falta para alcanzar su objetivo y percibe la fuerza que va a permitirle alcanzar cualquier meta. Paso a paso va acercándose a su objetivo ya que ahora está lleno de fe en sí mismo.

Respira con tranquilidad, de manera uniforme, sabe que está a punto de empezar una nueva era, un tiempo lleno de fuerza y claridad, una época positiva. Lo positivo, en adelante, será lo que piense, lo que sienta, lo que haga. Hay solución para todos los problemas y percibe que las fuerzas que ahora tiene son augurios de las grandes posibilidades que se le presentan.

En total relajación, respire profundamente, inhale y exhale con total tranquilidad, de una manera distendida. La energía positiva le rodea y se concentra en su frente, que se va llenando de calor. Ese calor no es otra cosa que energía positiva, la llave del subconsciente que ahora se abre de par en par. Y una serie de mantras se instalan en su mente:

- «Todo es orden en mi mente.»

- «Todas las fuerzas espirituales, mentales y corporales colaboran en armonía y paz interior.»

- «Los sentimientos, pensamientos y acciones son siempre positivos.»

- «Todo lo que me proponga partirá de la extraordinaria confianza que ahora tengo en mí mismo.»

- «La energía positiva refuerza mi concentración.»

- «Nada ni nadie puede apartarme de mi objetivo.»

- «Soy capaz de concentrarme en el trabajo siempre que me lo proponga.»

- «Todos confían en mí.»

- «Me gusta mi trabajo y me empeño a fondo en la consecución de objetivos.»
- «Al exhalar el aire expulso todos los impedimentos.»
- «Nada puede distraerme.»

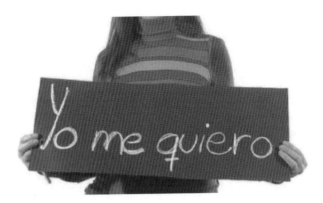

Estas frases arraigan en el subconsciente, de manera que el cuerpo se instala en una tranquilidad absoluta, respirando de forma regular, de una manera distendida.

La persona que se somete a terapia hipnótica nota cada vez más una mayor seguridad en sí misma gracias a las fuerzas positivas que se multiplican cada vez más. El aplomo y la autoestima crecen, y la persona se convierte en un ser positivo que dice lo que piensa y siente con total tranquilidad.

Al inhalar se cobra conciencia de las fuerzas positivas que actúan dentro de cada persona, fuerzas que hacen sentir que todo está en orden y que las fuerzas espirituales, mentales y corporales parecen colaborar en la armonía y la paz interior que parece fluir de nuevo.

Cada vez que precise de una aportación extra de energía positiva sólo será necesario respirar hondo tres veces, muy conscientemente, para hacer que en el fuero interno aparezca el símbolo positivo, el círculo mágico. Entonces sentirá que la energía positiva que le rodea invade todo su cuerpo con un calor que conforta. Se ensanchará su consciencia, aumentará su autoestima y la confianza en sí mismo, antes contenida y quizá reprimida, se desarrollará plenamente, llenándolo todo de nuevo. El poderoso caudal de los sentimientos de autoconfianza y autoestima encuentran ahora un terreno fértil, sin temores ni negatividad. Y puede respirar de la maravillosa sensación de paz interior y armonía.

Además de emplear las inducciones, existen otros procedimientos paralelos que pueden mejorar su autoestima.

- Emplee las sugestiones señaladas anteriormente antes de irse a dormir. Repítalas una y otra vez.
- Perciba los problemas como oportunidades.
- Haga ejercicio de manera regular e ingiera alimentos nutritivos.
- Trate de verse como una persona sana y capaz.
- Únase a amigos que tengan una perspectiva positiva.
- Establezca contacto con una persona que haya obtenido un cierto éxito en la vida, de manera que pueda brindarle consejo y apoyo moral.

Temores, angustias y fobias

Los miedos son convicciones erróneas que nacen de necesidades no satisfechas y también de las experiencias negativas de la vida. Cuando se consigue reconocer como erróneas estas creencias y prescindir de ellas, los temores suelen desaparecer.

Algunos pueden llegar a ser producto de traumas de la época prenatal o del nacimiento o bien de experiencias negativas surgidas en plena infancia.

También puede tratarse de traumas de tipo psicosomático, cuya causa suelen ser las ansiedades y las necesidades insatisfechas, que se pueden resolver al detectar y solventar la causa, reviviendo la situación y desencadenando los temores actuales.

Los temores que nacen de experiencias negativas fomentan pensamientos y sentimientos de signo negativo, por lo que las actitudes y expectativas también serán de ese mismo signo. Todas estas elucubraciones mentales nacen de los mundos interiores del subconsciente y pueden reemplazarse con sugestiones y vivencias de signo positivo que sean de la misma problemática. Mediante la repetición de las experiencias positivas se modifica la relación entre negatividad y positividad a favor de ésta.

No hay un tratamiento específico de los temores ni puede existir porque las causas y las manifestaciones siempre son diferentes.

Estos temores pueden manifestarse en forma de timidez, de intolerancia, de celos, odio, miedo, etc., pero también lo pueden hacer en forma de trastornos y enfermedades psicosomáticas. Por ejemplo el insomnio, o la frigidez, o la hipertensión, las jaquecas, la eneurosis, etc., no son más que producto de ciertos miedos que han calado hondo en nuestro subconsciente.

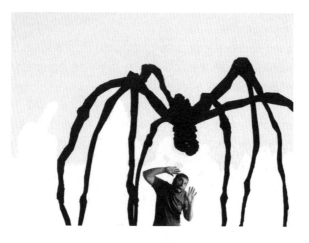

Las enfermedades psicosomáticas

La enfermedad psicosomática es una enfermedad real que debe tener diagnóstico y tratamiento médico, pero que en su base existe un conflicto psicológico que no se ha resuelto a nivel emocional, por lo que se trata de resolver en el cuerpo de manera inconsciente. El factor psicológico está presente en el origen, desarrollo y pronóstico de la enfermedad, de ahí la necesidad de incluir en el tratamiento no sólo la medicina tradicional, sino también tratarlo desde lo psicológico.

La personalidad característica de las personas que padecen una enfermedad psicosomática son: la disociación mente y cuerpo, lo que se traduce en que son incapaces de elaborar las emociones en lo mental directamente y por ello lo hacen en el cuerpo, produciendo el 'misterioso salto de lo mental a lo somático'; la alexitimia, es decir, la dificultad para verbalizar las emociones, por lo que estas personas no descargan la energía de las emociones ni por la vía verbal ni conductual, y terminan descargándolo en el área somática; y la sobreexigencia, ya que estas personas presentan una dificultad para poner límites, son poco asertivas y están pendientes de los otros más que de ellas, entre otros rasgos.

Se pueden evitar las enfermedades psicosomáticas a través de ciertos parámetros:

- Hablando de lo que se siente: La emoción se debe descargar por la vía oral o conductual. En los pacientes alexitímicos esa vía verbal está bloqueada. Al decir lo que se siente, se desbloquea esa vía y de esa manera la energía de la emoción tiene más vías de descarga, y no sólo una como la somática.
- Aprender a ser asertivo: Poner límites interpersonales, aprende a decir que no.
- Realizar una actividad corporal: Así se aprende a escuchar el propio cuerpo.
- Elaborar experiencias traumáticas del pasado: Está comprobado científicamente que existe una relación entre trauma y dolor.

Origen y causas de los temores

La manera más segura de eliminar estas molestias es buscar su origen, en qué situaciones surgieron, por qué nacieron, qué pauta común les une. La respuesta seguramente estará en una creencia arraigada, en un dogma subyacente. Una exploración del subconsciente le permitirá ir concretando una explicación coherente.

Las causas pueden venir determinadas por la personalidad del sujeto o pueden derivar de ciertas situaciones. Por regla general se pueden eliminar mediante la autosugestión y la imaginación. Es posible que se deban repetir varias veces tales autosugestiones e imaginaciones, pero seguro que cada sesión aportará una mejoría perceptible.

La lucha imaginaria contra los temores puede compararse con la elaboración onírica, ya que con frecuencia los sueños evocan situaciones angustiosas que le pueden servir para desahogar la propia agresividad. Las pulsiones agresivas tienen espacio para poder manifestarse, lo que no debería ser posible en la vida real. Por tanto, los combates interiores eliminan la ansiedad o la atenúan en gran medida, evitando daños mayores en lo que afecta a nuestra vida psíquica. La lucha y la agresión quedan de esta manera confinadas en el subconsciente y ayudan a eliminar los miedos sin apenas darse cuenta.

Un miedo o una fobia puede haberse establecido de tal manera en su vida que puede llegar al convencimiento de que será imposible liberarse de ella. Mentira. Con independencia del estímulo que las haya provocado, se suelen generar a partir de alguna de las causas siguientes:

- El estrés agudo. Las personas suelen tender a reprimir el estrés hasta el punto de que emerja en forma de miedo irracional. Es decir, puede surgir como una fobia respecto a alguna cosa que nada tenga que ver con la situación originada por el estrés. A menudo, la persona suele seleccionar como objeto de la fobia algo que puede evitarse con facilidad, más que temer a un estímulo verdadero que es difícil o imposible de evitar.

- La ansiedad. Muchos miedos pueden llevarle a desarrollar un miedo de proporciones fóbicas. Y surgir de una acumulación de acontecimientos aflictivos que perpetúan e intensifican un estado de pavor.

- Miedo al miedo. Sí, tal y como suena. El miedo a tener pánico es una fobia considerada como tal. El miedo puede estar asociado a todo o a algo en particular, y se puede llegar a pensar que, cuando se superan ciertos niveles de estrés, se puede llegar a caer en el pánico. Ante tal expectativa, se eleva el nivel de estrés y se teme que el miedo se convierta en un ciclo destructivo. Puede tratarse del miedo a ir al centro de una ciudad, a salir de casa incluso, a tener que ir al trabajo, a viajar… la persona que cae en estas trampas puede ver restringidas sus actividades. Este círculo vicioso suele ser difícil de romper a menos que se tome la terapia hipnótica como una valiosa ayuda.

- Un miedo transmitido por otra persona. Se trata de fobias que pueden venir inducidas por otras personas. Y puede tratarse de miedos contagiados no de una manera voluntaria, sino que puede tratarse de modelos icónicos, como un padre, una madre, que sientan miedo por algo en particular y que ese miedo lo traspasen a sus hijos. Son los llamados «modelos de rol».

- Un trauma del pasado. Una experiencia emocional del pasado puede producir un miedo irracional a esa misma situación, persona o lugar que causó el miedo. El trauma puede ser consciente o inconsciente, es decir, se puede ser consciente de la causa que originó el miedo o puede haber enterrado con éxito y no tener ningún recuerdo consciente de él.

Y los sueños, sueños son...

Los sueños son la manifestación de la actividad psíquica mientas dormimos. Hay sueños que son consecuencia de experiencias pasadas, físicas o psíquicas, o que nos muestran acontecimientos futuros por vía de la percepción extrasensorial. Sucede que esto nos puede venir por medio de imágenes muy nítidas en algunos casos, mientras que en otros puede tratarse de un lenguaje meramente simbólico.

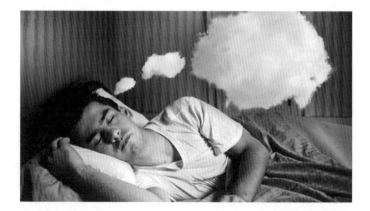

Todo el mundo sueña, incluso aquellas personas que dicen no soñar nunca. Lo que sucede en estos casos es que las personas tienen bloqueado el recuerdo del contenido onírico, por lo que las experiencias que trascienden desde este campo quedan a menudo incomunicadas y privadas de enriquecer la vida cotidiana.

Un sueño puede inducir a un cambio de vida o a señalar soluciones a ciertos problemas que atenazan la vida sin darnos cuenta.

En cualquier caso hay que ser consciente del valor de los sueños, saber que pueden aportarnos revelaciones muy válidas. Al confiar en ellos, se puede deducir que son unos magníficos aliados en la vida.

En ocasiones las pesadillas pueden tener un componente de terapia orquestada por el subconsciente que trastorna la conciencia. Es un síntoma claro de que es preciso realizar un cambio importante en la vida, o al menos que hace falta un reflexión profunda sobre determinado camino que llevamos. Si se tratan las causas, las pesadillas dejarán de producirse y por tanto el sosiego y la calma tornarán al espíritu de la persona.

El simbolismo onírico es un tema apasionante que depende, por regla general, de la propia vivencia de las personas, por lo que es difícil atribuirle un significado general y uniforme. Tanto su expresión como su contenido auténtico dependen de las experiencias individuales y guardan una relación muy estrecha con la vida llevada.

Sigmund Freud se dedicó al estudio del simbolismo de los sueños y descubrió su importante relación con el anhelo del hombre por ver cumplidos sus deseos. Freud creía que los sueños reflejaban nuestros deseos más profundos, que muchas veces tenían sus raíces en la infancia, y les adjudicaba un matiz sexual o erótico. Su discípulo Carl Jung llegó a la conclusión de que el simbolismo iba aún más allá de lo puramente sexual hasta alcanzar una dimensión espiritual. Jung quedó fascinado por la forma en que los objetos o las persones comunes aparecen en nuestros sueños inmersos en un contexto extraño, muchas veces angustioso, e intentó encontrar una explicación. Según él, muchas imágenes aparecen en nuestros sueños como producto directo de nuestro subconsciente, amalgama de recuerdos y emociones que yacen en nuestro yo más profundo. Con frecuencia no somos conscientes de estos impulsos que sólo en nuestro sueño surgen a la superficie.

Los arquetipos de Jung

Después de analizar los sueños de muchos pacientes, Jung llegó a la conclusión de que ciertas imágenes aparecen en todas las culturas como símbolos, por lo que forman parte de lo que él denominaba el subconsciente colectivo, basado en las experiencias y recuerdos de nuestros ancestros. Imágenes como la de verse perseguido por un enorme monstruo, el ansia por la seguridad, o los peligros que acechan en la oscuridad, los experimenta en sueños gente de todo el mundo, de modo que se trata de imágenes universales.

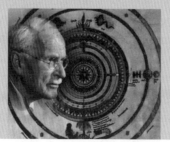

A estas imágenes universales Jung las denominó «arquetipos» que aparecen en el subconsciente de millones de personas. Existe el ánima o principio femenino, que se puede manifestar como diosa, reina, princesa o bruja; y el *animus* o principio masculino, que podría ser dios, rey, príncipe, hechicero o el mismo demonio. Estas figuras simbolizan nuestra imagen de lo masculino y lo femenino, y podrían ser representativas de un aspecto de nosotros mismos, de nuestro padre o nuestra madre, o de una persona amada. Otros arquetipos incluyen la sombra, la personificación de sentimientos de culpa o temor, en particular de nuestros deseos inconscientes u ocultos.

Muchos problemas físicos y espirituales encuentran su solución durante el sueño, aunque no se sea consciente de ello. A menudo basta con plantearse la cuestión de una manera clara y diáfana a la hora de conciliar el sueño, esto es, procurando que sea el último de los pensamientos conscientes antes de ir a la cama.

Con frecuencia, los sueños son más eficaces que los mismos fármacos, dado que el sueño analiza la causa y administra al mismo tiempo el remedio, mientras que sedantes y somníferos, por poner dos ejemplos, alteran el mecanismo natural de sanación.

La actividad onírica utiliza las experiencias del pasado, las ordena y reelabora, tratando de devolver la armonía a la situación vital. El yo recurre a todos los valores y convicciones resultantes de la experiencia pasada, tomando luego la decisión más óptima, que será la que llevaremos a la práctica durante la jornada.

Por tanto, es importante prestar atención a los sueños conscientes tanto como a los inconscientes, de cara a crear una predisposición positiva del ego consciente. Puede suceder que el «yo» tarde un tiempo en establecer o admitir un diagnóstico de los sueños. El éxito del trabajo subconsciente se traduce en forma de intuición súbita o en un repentino interés por determinadas cuestiones que antes parecían no tener importancia. Las ocurrencias repentinas, las súbitas ganas de emprender una tarea, pueden tener un significado profundo más allá de las apariencias y ser una revelación de cuestiones que proceden de los sueños y que tratan de dar respuesta a determinadas inquietudes o problemas.

Es importante confiar en uno mismo y en sus propias capacidades para que esos impulsos no pasen desapercibidos. La elaboración psíquica durante el sueño es mucho más intensa y más eficaz para el desarrollo de la personalidad que el psiquismo consciente. Cuando los pensamientos y los sentimientos apuntan hacia una determinada dirección es por algo, no es gratuito. Este tipo de actividades sirven para restablecer todo tipo de fuerzas, son una actividad reparadora y revitalizadora, y favorecen el desarrollo creativo de la personalidad.

El plano onírico anticipa cambios si se observan desde una actividad positiva del yo. Por tanto es fundamental confiar en los presentimientos y aprender a interpretar los sueños. Desde una posición favorable se pueden despertar las fuerzas de la intuición y tener acceso a ellas, es la manera más natural de conocerse a sí mismos.

«Creo en mí mismo, creo en mis sueños.» Al repetir esta frase antes de ir a dormir se crea la pauta de una fe inamovible en las propias cualidades y las posibilidades del propio yo. Puede suceder que, al despertar, no se recuerden los sueños de aquella noche. Pero ¡atención!, porque a lo largo del día pueden suceder súbitas e intensas intuiciones creativas que pueden tener relación directa con esos sueños que nuestro pensamiento parece querer obviar.

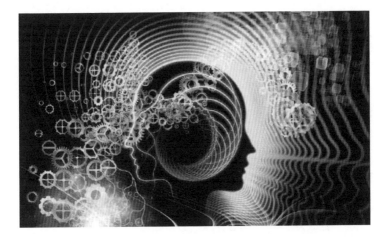

Los sueños visionarios son una puerta abierta que nos habla del futuro. Analizarlos no es fácil, dependen de muchos factores y seguro que no significan lo mismo para una persona que para otra. Hay que analizarlos de manera relajada. Si se repiten constantemente suelen aludir a experiencias del pasado. Por ejemplo, cuando se elige un camino equivocado en la vida, el subconsciente suele valerse de ese recurso para poner a la persona en alerta y así indicarle que no debe seguir por ahí. En ese sentido, los sueños visionarios pueden ser muy útiles ya que ayudan a cobrar conciencia de hechos que quizá requieran de un cierto golpe de timón.

Las personas que, al levantarse, recuerdan el sueño en el que han navegado toda la noche o bien les despierta bruscamente deben anotar en una libreta todo aquello que han soñado, con el fin de no pasar por alto ningún símbolo.

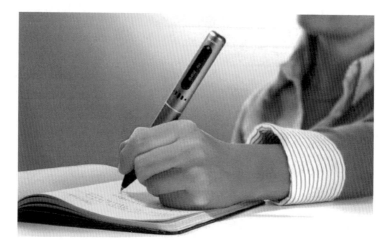

Luego, hay que dejar pasar unas horas, hasta tomar una distancia emocional suficiente, para posteriormente analizarlo lógicamente y descifrarlo. Se puede tratar de compararlo con acontecimientos del pasado y pensar en la situación actual de uno mismo, relacionarlo con las creencias y convicciones que nos atenazan y con las personas con las que habitualmente nos relacionamos. Trate de relajarse y ponerse en contacto con su subconsciente, y déjese guiar por él. Seguro que el rumbo que emprenda será apasionante.

Un especialista en hipnosis puede llevarle a un estado de trance más profundo con el fin de resolver los interrogantes que puedan quedar. Esto puede ser de gran ayuda para entrar de manera más profunda en el subconsciente y ayudarle a asimilar su pasado. No se trata de borrar ni de reprimir el pasado, sino de reinterpretar las vivencias pasadas para poder reinterpretarlas y conocer causas y consecuencias de manera que no sean un lastre negativo en sus pensamientos o sus sentimientos actuales acerca de las cosas. Cualquier experiencia del pasado que creamos negativa a priori, puede tener sus componentes positivos, y de ellos se pueden extraer también lecciones muy interesantes y trascendentes de cara al futuro.

Liberarse de los miedos

Existen varios pasos importantes de cara a liberarse de los miedos arraigados.

El primero y quizá más eficaz sea tratar de romper los vínculos emocionales que nos ligan a él. Este procedimiento se llama regresión de edad. Hay que decir que, al examinar su origen, pueden traer consigo otro tipo de problemas emocionales. Deje que su mente le lleve atrás en el tiempo, a la primera vez que experimentó ese determinado miedo. Ponga ahora ese miedo ante usted y trace una cuerda imaginaria entre el miedo y su persona, luego trate de cortar esa cuerda con una tijera. Es importante interrogarse sobre si esa fue la primera vez que experimentó determinado miedo y, en caso negativo, echar la vista atrás hasta tratar de llegar a ella.

Otro de los métodos consiste en hacer frente al miedo mientras se está experimentando, en el mismo momento. La llamada «inducción de enfrentamiento» pasa por verlo como algo muy débil mientras usted se siente cada vez más y más fuerte. Usted debe sentirse tranquilo en todo momento, sonriendo, sabedor de que su miedo ha perdido fuerza y que ya no lo necesita. Debe concienciarse de que puede hacer frente a todo, que tiene una gran fuerza interior que lo hace sentirse relajado y que está al mando de la situación.

La confianza en uno mismo es muy importante, ya que la seguridad va unida al hecho de no experimentar un grado anormal de miedo. En este caso se recomienda pensar que, cuando uno se encuentra ansioso, siempre hay una poderosa fuerza interior que suple cualquier carencia.

Se puede reprogramar el subconsciente utilizando una sugestión posthipnótica positiva relacionada con el miedo específico. Las imágenes que se empleen para la sugestión dependerán en buena medida del miedo que se quiera tratar. La sugestión describirá la situación que provoca el miedo, pero ahora cada parte de la situación resultará agradable y su reacción será positiva.

- Miedo a las multitudes: El objetivo es fomentar una sensación de bienestar, aliviar la ansiedad cuando se encuentre entre un grupo de gente y considerar a los demás como iguales, no como seres que amenazan su vida. Así, imagínese en medio de un grupo, en el que puede integrarse fácilmente y del que puede salir en cuanto le plazca. Siéntase cómodo y libre, seguro de sí mismo.

- Miedo a un animal: Trate de ver ese perro o ese pájaro al que teme como algo no amenazador. Valore su aspecto y sus cualidades positivas. Luego, acérquese a uno de esos ejemplares, mírelo a los ojos y trate de mantenerse relajado y sereno frente a él. Admire sus bondades, su pelo o sus plumas, su estructura corporal, el ruido que emite. Extienda el brazo y trate de tocarlo.

- Miedo al sexo opuesto: El principio del que se parte es el de desarrollar una cierta sensación de seguridad personal y tratar de ver la interacción con la otra persona como una experiencia positiva. Piense, en este caso, que la otra persona puede tener unas cualidades maravillosas, intereses y deseos similares al suyo. Una persona, en definitiva, con la que puede llegar a comunicarse y con la que puede tener una relación apacible y satisfactoria.

- Miedo a la oscuridad: Es uno de los miedos más recurrentes, especialmente entre los más jóvenes, pero también en personas mayores. El objetivo es estimular la percepción de la oscuridad como una comodidad y una necesidad. El principio de sugestión pasa por hacer ver a la persona que la oscuridad es un manto confortable que puede ayudarnos a relajarnos, que la oscuridad nos ayuda a descansar y a dormir.

- Miedo a cruzar un puente: La sugestión pasa por asociar esta experiencia a una sensación de control y fuerza. Imagínese cruzando un puente, de un lado a otro, con la sensación de serenidad y calma que tiene en otras circunstancias en la vida. Esta misma sugestión puede servir para los que padecen el miedo a las alturas.

- Miedo a los espacios cerrados: Piense que se halla en una habitación cerrada y pequeña, y que en ese espacio se siente sereno, relajado, y disfruta del lugar en el que está.

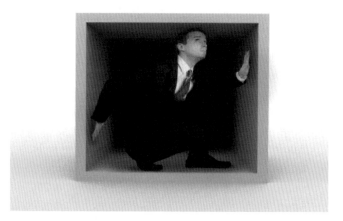

- Miedo a los espacios abiertos: De la misma manera que en el caso anterior, usted se siente relajado, al aire libre, disfrutando de una brisa fresca, de los rayos de sol que bañan su piel y le proporcionan un agradable calor. Se siente a gusto con el entorno, es capaz de controlar la situación y disfrutar con ello.
- Miedo al agua: El objetivo también es inculcar una sensación de fuerza y control y fomentar la capaci-

dad de disfrutar estando en el agua. Tiene que crear un espacio adecuado, un lago, un río tranquilo, una gran piscina, y usted se ve entrando en él, sonriendo y confiando en usted mismo. Adéntrese en el agua tanto como le apetezca, siempre pensando que tiene la opción de salir. El agua es relajante, usted se siente seguro y fuerte.

- Miedo a estar solo: El objetivo es hacer que la soledad le parezca atractiva, placentera y segura. Tiene que inculcar la idea que el silencio y la soledad son apacibles, sosegados, relajantes, y usted se siente tranquilo, fuerte y feliz estando solo. Permítase pensar en sus planes, en sus sueños y sus logros.

En todos estos procesos debe tener en consideración los alimentos que ingiere. Y es que algunos de ellos le pueden provocar cambios en sus estados de ánimo, induciéndole a estados de depresión, paranoia, miedo o ira. Los alimentos con un alto contenido en glucosa y los que contienen ciertos colorantes puede contribuir a un comportamiento irregular. Incluso los desequilibrios hormonales pueden provocarles reacciones fóbicas. Emplee la hipnoterapia como una herramienta independiente o como un medio auxiliar para acompañar a otros tipos de atención mental y emocional.

BIBLIOGRAFÍA

Aguado, R. *Manual práctico de Terapia de Integración Recíproca. Hipnosis clínica en psicoterapia.* Ed. Síntesis, 2005.

Allen, R.P. *Guiones y estrategias en hipnoterapia.* Ed. Desclée De Brouwer, 2002.

Audouin, J. y Souffir, J. *50 Ejercicios de Sofrología para la mujer.* Ed. Mensajero, 1983.

Barber, J. *Tratamiento del dolor mediante hipnosis y sugestión. Una guía clínica.* Ed. Desclée De Brouwer, 1996.

Caprio, F. y Berger, J. *Curarse con autohipnosis.* Ed. Paidós, 1999.

González Ordi, H. *La hipnosis: mitos y realidades.* Ed. Aljibe, 2001.

Paul-Cavallier, F. *Hipnosis según Erickson.* Ed. Gaia, 1985.

Shrout, R.N. *Hipnosis científica moderna.* Ed. Lidium, 1985.

Yapko, M.D. *Lo esencial de la hipnosis.* Ed. Paidós, 1995.

Títulos de la colección Esenciales:

Los puntos que curan - *Susan Wei*

Los chakras - *Helen Moore*

Grafología - *Helena Galiana*

El yoga curativo - *Iris White y Roger Colson*

Medicina china práctica - *Susan Wei*

Reiki - *Rose Neuman*

Mandalas - *Peter Redlock*

Kundalini yoga - *Ranjiv Nell*

Curación con la energía - *Nicole Looper*

Reflexología - *Kay Birdwhistle*

El poder curativo de los colores - *Alan Sloan*

Tantra - *Fei Wang*

Tai Chi - *Zhang Yutang*

PNL - *Clara Redford*

Ho' oponopono - *Inhoa Makani*

Feng Shui - *Angelina Shepard*

Flores de Bach - *Geraldine Morrison*

Pilates - *Sarah Woodward*

Masaje - *Corinne Regnault*

Aromaterapia - *Cloé Béringer*

Ayurveda - *Thérèse Bernard*

Plantas Medicinales - *Frédéric Clery*

Bioenergética - *Eva Dunn*

El poder curativo de los cristales - *Eric Fourneau*

Hidroterapia - *Sébastien Hinault*

Stretching - *Béatrice Lassarre*

Zen - *Hikari Kiyoshi*

Remedios naturales para la mujer - *Nina Thompson*

Aceites Esenciales - *Julianne Dufort*

Radiestesia - *Brian Stroud*

La Técnica Alexander - *Valérie Desjardins*

El lenguaje del cuerpo - *Edwin Neumann*

Inteligencia Emocional - *Marian Glover*

Kinesiología - *Laura Patterson*